Martina Süß

Gestaltung der praktischen Ausbildung in den Pflegeberufen

– Handbuch für Ausbildende in der Krankenpflege, Kinderkrankenpflege und Altenpflege –

BRIGITTE KUNZ VERLAG
Postfach 2147, 58021 Hagen

Autorin:
Martina Süß
geb.1959, Krankenschwester, Lehrerin für Pflegeberufe, Lehrtätigkeit an einem Weiterbildungsinstitut für Gesundheitsberufe in den Lehrgängen für angehende Praxisanleiter/innen und Lehrer/innen für Pflegeberufe mit dem Schwerpunktthema „Gestaltung der praktischen Ausbildung"; derzeit Studium der Erziehungs- und Gesellschaftswissenschaften in Frankfurt / Main

Bad Homburg

1. Auflage 1994

Satz: Brigitte Kunz Verlag, Hagen
Druck: Thiebes Druck, Hagen
ISBN 3-89495-027-7

Inhaltsverzeichnis

Vorwort

Dieses Buch ist für alle geschrieben, die mit der praktischen Ausbildung in einem Pflegeberuf zu tun haben oder sich dafür interessieren.

Ob sie nun Unterrichtsschwester, Lehrerin, Mentorin, Tutorin, Klinische Unterrichtsschwester, Praxisbegleiterin, Praxisanleiterin, ... genannt werden oder für Ihre Art der Tätigkeit (noch) kein Name erfunden wurde, spielt hier keine Rolle.

Um dieser Verwirrung zu entfliehen, wird in diesem Buch ausschließlich der Begriff „Praxisanleiterin" verwendet – doch ganz und gar nicht in dem Sinne, bestimmte Personengruppen auszugrenzen.

Mit dem ehrlichen Bemühen, geschlechtsneutrale Formulierungen zu verwenden, bin ich sehr bald gescheitert. Im Sinne der Lesbarkeit stand eine Entscheidung an. Um der Tatsache Rechnung zu tragen, daß in den Pflegeberufen weitaus die meisten Beschäftigten Frauen sind, habe ich durchgängig der weiblichen Form Vorrang gegeben. Einzige Ausnahme bilden feststehende Begrifflichkeiten. Natürlich freue ich mich dennoch ausdrücklich über männliche Leser und möchte sie alle mit angesprochen wissen.

Die Absicht dieses Buches ist es nicht, pflegerisches Fachwissen zu vermitteln. Ziel ist es, mögliche Konzepte zur Qualifizierung der Auszubildenden im Lernort Praxis, didaktische Vorschläge und andere Anregungen zur Gestaltung praktischer Anleitungen vorzustellen. Auf der Basis der im ersten Teil des Buches ausgeführten grundlegenden Gedanken werden in der zweiten Hälfte spezifische Anwendungsformen nach der Struktur des Regelkreismodelles entwickelt und an praktischen Beispielen erläutert.

Vieles ist bereits erprobt, diskutiert, verworfen oder immer wieder modifiziert worden. Ich wünsche mir sehr, daß dieser Prozeß von Ihnen fortgesetzt werden wird. Betrachten Sie das Geschriebene deshalb bitte nicht als feststehendes Konzept. Neuerungen leben durch die Ideenvielfalt von Menschen, die etwas auszuprobieren wagen. Dazu hoffe ich, mit diesem Buch ein wenig Mut zu machen.

Über eine Rückmeldung Ihrer Eindrücke, Erfahrungen und Kritiken aller Art würde ich mich besonders freuen. Sie erreichen mich über die Adresse des Verlages.

Mein Dank gilt allen Teilnehmer/innen der Weiterbildungslehrgänge, die mit mir gemeinsam an dem Thema „praktische Anleitung" gearbeitet haben und ohne die ich niemals auf die Idee gekommen wäre, ein solches Buch zu schreiben.

Mit viel Zeit, Geduld und fruchtbarer Kritik standen mir während des Schreibens zwei liebe Kolleginnen zur Seite:

Ursula Kiel-Römer und Ursula Höhner.

Ihnen danke ich ganz besonders auch dafür, mir bei allen Krisen und Zweifeln wieder auf die Beine geholfen zu haben.

Angela Pieper hat sich während der vielleicht anstrengendsten Phase ihrer Krankenpflegeausbildung Zeit für Gespräche mit mir genommen, die sehr bereichernd waren, doch sie soll auf den nächsten Seiten selbst zu Wort kommen – als Vertreterin derer, um die es in diesem Buch letztendlich geht.

Bad Homburg, im September 1994 Martina Süß

Erleben und Wünsche der Auszubildenden Angela P.

„Vor mehr als zwei Jahren hat für mich die Ausbildung zur Krankenschwester begonnen. Die Freude, anderen Menschen helfen zu können, ist bald realistischeren Vorstellungen zu diesem Beruf gewichen. Als Jemand, der ohne praktische Vorerfahrung in diesen Beruf einsteigt, wird man schon bald nach dem Beginn der praktischen Ausbildung in die erste psychische Krise gestürzt. Denn man bekommt sehr schnell mit, daß es ja doch nicht so läuft wie man es sich vorgestellt hat und wie es von der Schule publiziert wird.

Niemand ist da, der einem über die oft weit auseinanderklaffenden Prioritäten der Theorie und Praxis hinweg hilft. Ist die erste Krise überwunden, folgt bald die nächste – nämlich die Frage: ‚Wer zeigt mir eigentlich, wie ich richtig pflege, um auch den Anforderungen der Schule gerecht zu werden?' – großes ratloses Schulterzucken. Eigentlich ist dafür die Schule zuständig, aber da nach einigen Jahren in der Schule als Unterrichtsschwester / -pfleger die Praxis nicht mehr hundert prozentig präsent ist, läßt man auch das gerne unter den Tisch fallen.

Aber im Zeitalter der Praxisanleiter, die Zahl wächst zum Glück ständig, kommt man doch vielleicht so zwei bis drei mal in den Genuß einer praktischen Anleitung. Sicher ist so eine Anleitung immer ein Streßfaktor, aber doch sehr hilfreich, weil man jetzt endlich den Ansprechpartner hat, den man eigentlich über die drei Jahre braucht. Ich will damit nicht sagen, daß von Seiten der Station keine Ausbildung stattfindet, auch gibt es immer Leute, die man fragen kann, aber je weiter man mit der Ausbildung voranschreitet, desto mehr wird man in den Stationsablauf integriert.

Ich weiß nicht, wie es sein würde, wenn genügend Pflegepersonal auf den Stationen wäre. Gäbe es dann eine bessere praktische Anleitung? Aber wer nicht sein Recht als Schüler einfordert, ordentlich angeleitet zu werden, der hat schlechte Karten auf vielen Stationen. Wenn es nun doch zu einer weiteren praktischen Anleitung durch einen Praxisanleiter kommt, läuft das meistens zur Zufriedenheit beider Seiten ab.

Man sucht sich eine Patientengruppe aus, schreibt dann zu einem Patienten eine Pflegeplanung und ein Stammblatt. Die Patienten werden vorgestellt, dann kommt die Pflege an den Patienten, wo man auch bestimmte Sachen, die man nicht beherrscht, gemeinsam macht und sich von dem Praxisanleiter genauestens erklären lassen kann. Hinterher kommt es zu einem Gespräch, wo jeder ein Urteil abgibt. Hierbei wird meistens wieder der Unterschied zwischen Theorie und Praxis ganz deutlich. Aber letztendlich ist es doch so, daß jeder für sich selber entscheiden muß, wo er die Prioritäten setzt, denn im Mittelpunkt sollte immer der Patient stehen mit all seinen Bedürfnissen.

Es gibt noch ein weiteres Problem, wo sich jeder Schüler drei Jahre mit rumschlagen muß, es sind die Stationsbeurteilungen. Rennt man diesen üblen Dingern schon eine ganze Weile hinterher, weil niemand sie schreiben will, so ist die Beurteilung doch meistens eher ungenügend. Ein Bogen wo man Kreuzchen macht, entspricht wohl kaum den Anforderungen. Es besteht zwar die Möglichkeit, Texte dazuzuschreiben, aber die Mühe macht sich doch kaum einer.

Hat man die drei Jahre fast hinter sich gebracht, kommt doch noch eine große Hürde,die es zu bewältigen gilt, die Prüfung. Sie gilt als der Indikator der drei Jahre, denn egal ob man vorher gut oder schlecht war, die Tagesform gilt. Leider geht es mir nicht viel besser als vielen anderen Leuten auch, die Angst vor der Prüfung ist da. Zwei bis drei Prüfer stehen um das Bett des Patienten herum und versuchen, jeden der Handgriffe zu verfolgen und zu beurteilen. Dabei spielt es keine Rolle, ob der Prüfer jeden Tag mit der Praxis zu tun hat oder ob er gerade mal das Schulgebäude (damit die Theorie) verlassen hat, um jetzt die Praxis zu beurteilen.

Nun noch ein paar Worte am Schluß über meine Wünsche hinsichtlich der Ausbildungsgestaltung:

- *Als allererstes würde ich das Examen in dieser Form abschaffen und auch die Leistungen über die drei Jahre hinweg, mit in die Beurteilung einfließen lassen.*
- *Was den praktischen Ausbildungsverlauf betrifft, so müßte dafür gesorgt sein, daß auf jeder Station zwei Praxisanleiter anwesend sind, die auch genügend Zeit für die Schüler haben.*
- *Als letztes will ich noch sagen, daß die Schüler nichts im Dienstplan zu suchen haben, was bisher noch oft der Fall ist.*

Vorstellungen, die unter den momentanen Vorraussetzungen kaum zu verwirklichen sind. Schade!!!!!!“

Angela P.

1. Stellenwert der praktischen Ausbildung in den Pflegeberufen

Der Status der Pflegeausbildungen ist ein besonderer. Die Schulen sind nicht in das staatliche Bildungssystem eingegliedert, die Lehrkräfte sind keine Berufsschullehrer, die Auszubildenden sind sowohl Lernende als auch Arbeitskräfte. Krankenpflegeschulen sind dem Krankenhaus als Institution untergeordnet und nehmen als Teil dieses Betriebes Ausbildungsaufgaben und entsprechende Verantwortung wahr. Weder sie, noch Altenpflegeschulen gelten als Berufsschulen oder Fachschulen im Sinne des Berufsbildungssystems.

Dennoch ist die Ausbildung faktisch ebenfalls dual, d. h. bestehend aus einem theoretischen und einem praktischen Teil, die voneinander getrennt ablaufen. Theorie wird in den Räumen der Schule vermittelt in Blöcken oder kombiniert mit einzelnen Studientagen; die Praxis wird auf den Stationen oder Wohngruppen gelernt.

Eine Verwischung des Schülerstatus entsteht in der Krankenpflegeausbildung dadurch, daß die Lernenden anteilig auf den Stellenplan angerechnet werden (laut Bundespflegesatzverordnung im Verhältnis 1 : 7). Sie sind damit als (Teil-) Arbeitskräfte definiert und entsprechend den wirtschaftlichen Interessen der Betriebsleitung verfügbar. In der Konsequenz bedeutet dies nicht selten die Mißachtung von Ausbildungserfordernissen zugunsten betrieblicher Belange.

Zum Beispiel:

- Einsatz Auszubildender als Aushilfen auf anderen Stationen, unabhängig davon, ob dies dem Ausbildungsziel dienlich ist
- Orientiertung der Einsatzplanung an den Belangen der Praxis – wo Personal fehlt, wird dies durch mehr Auszubildende ersetzt
- Auch Arbeitsbereiche, von denen bekannt ist, daß dort keine Anleitung und Ausbildung stattfindet, werden weiterhin mit Auszubildenden versorgt
- Minimalste Reduzierung externer Einsätze zugunsten des eigenen Hauses
- Ausfall oder Kürzung von Theorieunterricht in Krisensituationen des Pflegedienstes

Dies wären die Schattenseiten der Ausbildungsstruktur im Krankenhaus. Aber es gibt durchaus auch Vorteile, die sich gerade über diese strukturelle Verbundenheit ergeben:

- Räumliche Nähe von Arbeitsfeld und Schule
- Die Lehrkräfte sind in der Regel persönlich bekannt im Arbeitsfeld (und umgekehrt)
- Besuche durch die Lehrkraft während der Praxiseinsätze ist ohne großen organisatorischen Aufwand möglich
- Lehrkräfte in der Theorie kommen aus der Praxis
- Alle Lernenden werden für den gleichen Beruf qualifiziert und in den gleichen Praxisfeldern eingesetzt

Diese Bedingungen könnten prinzipiell der Boden für eine produktive Zusammenarbeit zwischen Theorie und Praxis sein. Und dennoch ist es meines Erachtens bisher versäumt worden, für eine qualifizierte praktische Ausbildung Sorge zu tragen. Weder übernehmen die Lehrkräfte der Schule konsequent und kontinuierlich in dem erforderlichen Ausmaß die systematische Anleitung in der Praxis, noch sorgt der Träger für den bedarfsdeckenden Einsatz von Praxisanleiterinnen in den einzelnen Arbeitsfeldern, an die die praktische Ausbildung dann delegiert werden könnte.

Das Ergebnis ist (von ganz wenigen Ausnahmen abgesehen) eine stiefkindliche Behandlung des praktischen Ausbildungsteils und damit zwangsläufig verbunden eine Qualitätsminderung in der Gesamtausbildung. Dies fällt um so mehr ins Gewicht, da der quantitative Anteil der prakischen Ausbildung in der Krankenpflege- und Kinderkrankenpflegeausbildung insgesamt 3000 Stunden beträgt (im Vergleich der Theorieteil mit 1600 Stunden).

Das Gesetz über die Berufe in der Krankenpflege und die Ausbildungs- und Prüfungsverordnung definiert jede einzelne dieser 3000 Stunden als Ausbildungszeit!

Für die Altenpflegeausbildung gibt es noch keine gesetzliche Grundlage. Durch die „Rahmenvereinbarung über die Ausbildung und Prüfung von Altenpflegern und Altenpflegerinnen“ von 1985 wird bundeseinheitlich ein Anteil von mindestens 1400 Stunden fachpraktischer Unterricht vorgeschrieben (theoretischer Unterricht mindestens 1000 Stunden). Regelungen auf Länderebene gehen meist über diese Mindeststandards hinaus.

Um der Verantwortung für diese in beiden Ausbildungsgängen umfassenden Praxisanteile gerecht zu werden, ist die Entwicklung systematischer Strukturen und Konzepte zur Ausbildungsgestaltung dringend erforderlich.

Anmerkung:

Vor dem Hintergrund des relativ geringen Anteils an theoretischem Unterricht im Vergleich zum Praxisteil der Ausbildung habe ich mich entschieden, die Lernenden in den Pflegeberufen nicht als Schüler/innen, sondern als Auszubildende zu benennen.

Einige Krankenhäuser und Altenpflegeschulen haben erkannt, daß über die Steigerung der Ausbildungsqualität gleichzeitig zwei Zielen nähergekommen werden kann:

1. Qualitätsstandards und Neuerungen in der Pflege fließen unmittelbar in die Ausbildungsgestaltung ein.
2. Der Pflegeberuf gewinnt an Attraktivität in dem Maße, in dem die Ausbildung als Berufseinstieg qualifizierter wird.

Ich hoffe sehr, daß diese Tendenz anhält und sich die Erkenntnis durchsetzt, daß nur über die Entwicklung fundierter Ausbildungskonzepte und kontinuierlicher Kooperationsstrukturen die Diskrepanz zwischen Theorie und Praxis nicht mehr als unüberwindbares Hindernis betrachtet, sondern als produktives Element in die Ausbildungsgetaltung einfließen kann.

Mit diesem Buch verbinde ich die Hoffnung, einen kleinen Beitrag dazu zu leisten.

Durch die Vorstellung eines praxisorierten Konzeptes zur Gestaltung der praktischen Ausbildung, möchte ich Wege bahnen, damit die Chancen des Lernens aus dem konkreten Arbeitsprozeß besser gesehen und genutzt werden können.

2. Zwischen allen Stühlen? Aufgaben und Möglichkeiten der Praxisanleiterin

Der Begriff Praxisanleitung in diesem Buch meint die Schaffung einer Lernsituation für eine oder mehrere Auszubildende im unmittelbaren Arbeitsfeld, d. h. in der Regel in direktem Kontakt mit einem Patienten oder Bewohner.

Meine Ausführungen beziehen sich auf diese spezielle Situation. Das schließt aber keineswegs aus, daß bestimmte Strukturierungshilfen oder didaktische Ideen für die Gestaltung einer Lernsequenz, wie beispielsweise das Üben einer Pflegetechnik im Demonstrationsraum, nicht ebenfalls angewendendet werden können.

Das Lernen im Arbeitsprozeß bietet gegenüber dem Lernen in einer gestellten Situation allerdings eine ganze Reihe von konkreten, ausschließlich hier zu erwerbenden Inhalten:

- unmittelbare Einbeziehung des Patienten / Bewohners
- Interaktion und angemessene Kommunikationsformen
- Beobachten und Nachmachen von Pflegehandlungen
- Übernahme einzelner Tätigkeiten unter angemessener Begleitung
- Beobachtungsübungen
- gemeinsames Arbeiten und Austausch mit anderen Auszubildenden, der Praxisanleiterin oder Kolleginnen des Arbeitsfeldes
- Kooperation mit anderen Berufsgruppen
- Reflexion des Arbeitshandelns (mit Beratung)
- gezielte Arbeit an Problemen der Auszubildenden
- Strukturierung der Arbeitsabläufe
- Setzen von Prioritäten
- und vieles andere

Die Aufgabe der Praxisanleiterin ist es, den entscheidenden Transfer von theoretischen Lerninhalten in professionelles pflegerisches Handeln zu begleiten. Dies kann nur integriert in Wohngruppe oder Station in der Arbeit mit den Bewohnern / Patienten erfüllt werden (siehe Kapitel 5 „Didaktische Möglichkeiten in der praktischen Ausbildung“, Seite 58).

Zur Erfüllung dieses Auftrages ist die Praxisanleiterin in mehrerer Hinsicht gefordert, nämlich als ...

- Pflegespezialistin
- Didaktikerin
- Pädagogin
- Vertrauensperson

Pflegespezialistin

Als Pflegespezialistin wird erwartet, daß ihr Fachwissen beständig auf dem neuesten Stand ist. Nicht selten werden Praxisanleiterinnen in mehreren Fachdisziplinen eingesetzt und müssen entsprechend informiert und handlungskompetent sein.

Ihr Wissen erstreckt sich hier nicht nur auf pflegespezifische Inhalte, sondern auch auf Arbeitsorganisation und Koordination von Arbeitsabläufen im Stationsalltag, sowie diverse administrative Aufgaben.

In Kooperation mit Schule und Pflegedienstleitung sind Vereinbarungen über die Durchführung von Pflegehandlungen zu treffen, vielleicht auch entsprechende Standards zu entwickeln.

Pädagogin

Als Pädagogin hat die Praxisanleiterin eine produktive Lernatmosphäre zu schaffen. Es ist ihre Aufgabe, Lernprozesse so zu gestalten, daß die Lernenden entsprechend ihrer individuellen Voraussetzungen, Erfordernissen und Interessen gefördert werden.

Im Rahmen der Erwachsenenbildung hat sie Begleiterin zu sein mit dem pädagogischen Ziel, Hilfe zur Selbsthilfe anzubieten (siehe insbesondere Kapitel 3 „Aspekte zur pädagogischen Grundhaltung", Seite 16).

Didaktikerin

In der konkreten Ausführung von Lerneinheiten ist sie als Didaktikerin mit Phantasie und Kreativität gefragt. In der Gestaltung hat sie lernpsychologische Erkenntnisse zu berücksichtigen. Strukturierung und Evaluation des Lernprozesses sind notwendig. Für viele Auszubildende ist es wichtig, im Lernprozeß durch das Aufzeigen klarer Denk- und Lernwege unterstützt zu werden.

Vertrauensperson

Darüber hinaus ist sie als Vertrauensperson gefordert. Die dichte Zusammenarbeit bewirkt häufig, auch als Ansprechpartnerin für Belange in Anspruch genommen zu werden, die nicht unmittelbar mit der praktischen Ausbildung zusammenhängen. Ob es nun um private Probleme, Schwierigkeiten in der Theorie, Konflikte im Arbeitsfeld oder anderes geht, immer wird von ihr eine der Situation angemessene Grundhaltung erwartet, die einerseits Vertrauen erhält und andererseits klare Grenzen setzt.

Zwischen all diesen Anforderungen eine gesunde Balance zu finden ist ganz sicher nicht einfach. Ein Rezept werden Sie allerdings auch in diesem Buch nicht finden, ganz sicher aber einige brauchbare Zutaten.

Konkrete Aufgaben der Praxisanleiterin sind bislang nicht einheitlich definiert, sie werden spezifisch für die Bedürfnisse jeder Einrichtung entsprechend zugeschnitten. Manchmal gibt es Stellenbeschreibungen, die das Aufgabenfeld faßbar eingrenzen. Allerdings habe ich auch schon Stellenbeschreibungen gesehen, die den Praxisanleiterinnen alle erdenklichen Aufgaben und Verantwortlichkeiten zuordnen – die entsprechenden Stelleninhaberinnen sind dann wahrscheinlich Multitalente mit unbegrenzter Arbeitszeit.

Der Beruf der Praxisanleiterin ist noch dabei, sich zu konstruieren und seine berechtigte Stellung im Krankenhaus oder Altenheim zu erarbeiten. Entsprechend diffus sind die Vorstellungen der Kolleginnen und mitunter auch der Schule und der Pflegedienstleitung. Es geht in diesem Konstruktionsprozeß insbesondere darum, daß die Praxisanleiterinnen selbst ein Arbeitsprofil entwickeln und entsprechende Grenzen setzen (siehe auch Kapitel 10 „Kooperation“, Seite 189).

Die Qualität der Arbeit mit den Auszubildenden steht und fällt mit den Rahmenbedingungen der Praxisanleiterin. Ist sie beispielsweise nicht in angemessenem Umfang freigestellt für ihren pädagogischen Auftrag, wird sie ihn kaum erfüllen können. Hat sie neben der Praxisanleitung noch die Aufgabe der Stationsleitung, wird eines von beiden zwangsläufig zu kurz kommen. Fallen neben der Anleitung von Auszubildenden auch noch die Einarbeitung neuer Mitarbeiterinnen, Betreuung von Zivildienstleistenden, Durchführung innerbetrieblicher Fortbildungen und anderes an, wird die Konzentration auf die eigentliche Aufgabe leiden müssen. Wird die absolvierte Weiterbildung und die Übernahme dieser besonderen Aufgabe nicht finanziell honoriert, reduziert sich verständlicherweise die Motivation.

Diese und viele andere Beispiele gehören leider zum Alltag der Praxisanleiterinnen. Um so mehr sind sie gefordert, sich zusammenzuschließen und ihr Arbeitsfeld selbst zu definieren, sowie den tatsächlichen Zeitaufwand der Arbeit zu dokumentieren und zu begründen.

Obwohl insbesondere aus didaktischer und lerntheoretischer Sicht gerade in der Gestaltung von Lernprozessen aus dem Arbeitshandeln ein großer Vorteil liegt, wird die Bedeutung der Aufgabe von Praxisanleiterinnen häufig nicht entsprechend gewertet.

Sie sitzen in dieser Hinsicht wirklich zwischen allen Stühlen. Ihnen wurden unterschwellig zwei Aufgaben übertragen, vor denen sich in den letzten Jahren fast jede / jeder im Krankenhaus und Altenheim gedrückt hat, nämlich ...

- die Vermittlung zwischen Theorie und Praxis und
- die Vereinheitlichung von Pflegestandards.

Zweifellos können Praxisanleiterinnen hier einen wichtigen Beitrag leisten, aber es kann nicht angehen, daß ungelöste Probleme nun auf diese neue Berufsgruppe übertragen werden, als sei dies selbstverständlich.

Es ist von entscheidender Wichtigkeit, immer wieder zu prüfen, wo die Grenzen des Auftrages und der eigenen Handlungsfähigkeit sind. Praxisanleiterinnen haben keinen leichten Stand. Sie sind beliebtes Opfer von Pflegedienstleitung, Schule oder der eigenen Kolleginnen.

Versuchen Sie, bei Konflikten ihre eigene Rolle zu entflechten. Dies geht am besten über die Definition des Arbeitsfeldes und der damit verbundenen Aufgaben und Grenzen.

In jedem Problem und in jedem Konflikt liegt die Wurzel für positive Entwicklung, in jedem Chaos die Chance der Neuordnung. Dieses Thema wird uns in vielen Variationen durch die folgenden Kapitel begleiten.

3. Aspekte zur pädagogischen Grundhaltung

3.1 Begriffsklärung

Wie auch andere Fachausdrücke unterliegen die Begriffe

- Pädagogik,
- Didaktik und
- Methode

ebenfalls verschiedenen Interpretationen mit unterschiedlicher Schwerpunktsetzung. Im folgenden möchte ich versuchen, sie transparenter und für unser Anwendungsgebiet greifbar zu machen, sowie sie gleichzeitig voneinander abzugrenzen.

Die Verwendung der Begriffe in diesem Buch bezieht sich auf folgende Definitionen:

Pädagogik
... wird in der Regel synonym mit der Bezeichnung Erziehungswissenschaft verwendet. Pädagogik meint den theoretischen Hintergrund für erzieherisches oder lehrendes Handeln.

Die Pädagogik versucht, Elemente aus Psychologie, Neurophysiologie, Soziologie, Bildungspolitik usw. für konkretes Erziehungshandeln und die Gestaltung von Lernprozessen nutzbar zu machen.

Der Begriff „Erziehung" bezieht sich auf gewollte, zielgerichtete Einflußnahme auf Entwicklungs- und Sozialisationsprozesse eines Menschen und ist damit in seiner Bedeutung komplexer als der des Lehrens. Umgangssprachlich wird eine Wertung assoziiert – Erziehung soll zur Akzeptanz bestehender Normen führen und damit zur Anpassung an soziale Strukturen.

Für die pädagogische Arbeit mit Erwachsenen scheint der Begriff „Erziehung" daher eher unpassend und wird in diesem Buch keine Verwendung finden. In den Grundgedanken der Erwachsenenpädagogik geht es vielmehr um die Förderung von Entwicklungsprozessen im Sinne von Selbstverwirklichung.

Die pädagogische Grundhaltung einer erziehend oder lehrend Tätigen spiegelt sich beständig in deren Denk- und Handlungsprozessen wider.

Didaktische und methodische Entscheidungen sind in diesen Kontext eingebunden.

Begründungsfragen richten sich am offensichtlichsten auf den pädagogischen Hintergrund: WARUM möchte ich diesen Lernprozeß / diese praktische Anleitung / diese Beziehung / diese Vereinbarung ... so und nicht anders gestalten?

Didaktik

... ist die aktive Steuerung von Lernprozessen. Sie umfaßt alle Formen des Lehrens und Lernens. Didaktik bezieht sich sowohl auf inhaltliche Entscheidungen, als auch auf konzeptionelle oder strukturierende Maßnahmen.

Die Entscheidung über das Thema einer Unterrichtsstunde oder einer praktischen Anleitung ist zunächst eine inhaltliche.

Sie ist jedoch abhängig von der Einbindung dieser einzelnen Einheit in einen Lehrplan oder ein Curriculum, welches auf konzeptionellen und strukturierenden Entscheidungen basiert, die selbstverständlich eng mit inhaltlichen Aspekten verflochten sind. Lehrplan, Curriculum und Unterrichtskonzept dienen in diesem Zusammenhang als didaktische Hilfsmittel, da sie den Rahmen für konkrete Maßnahmen zur Gestaltung des Lernprozesses vorgeben.

Didaktische Entscheidungen werden dann getroffen, wenn das Handlungsziel im Lernprozeß feststeht und die Lehrenden sich über ihre pädagogische Grundhaltung und die damit verbundene Intention Klarheit verschafft haben.

Eine auf die Didaktik abzielende Frage wäre in unserem Zusammenhang: WIE erreiche ich (bzw. die Auszubildende), daß ...?

Methode

In der pädagogischen Terminologie ist Methode ein planmäßiges, folgerichtiges Verfahren, das der Erreichung von Lernzielen dient. Sie benennt die konkrete Verfahrensweise bei der Gestaltung des Lernprozesses und steht in direkter Abhängigkeit zur didaktischen Entscheidung.

Arbeits- und Unterrichtsmethoden können sein: Gruppenarbeiten, Rollenspiel, Vortrag, Fallbesprechung, Klausur, Einzelarbeit, Plenumsdiskussion, u. v. a.

Methodische Entscheidungen umfassen also einerseits die Verfahrensweise der Wissensvermittlung, darüber hinaus aber auch die Auswahl und den zweckmäßigen Einsatz von Medien und anderen Hilfsmitteln. Medien sind beispielsweise Bücher, Zeitschriften, Bilder, Wandkarten, Dias, Filme und Tonträger.

Aber auch die Entscheidung für (oder gegen) die Verwendung arbeits- und lerntechnischer Hilfsmittel ist eine methodische. Zu diesen Hilfsmitteln kann nahezu alles gehören, vorausgesetzt es ist sinnvoll in den Lernprozeß eingebunden.

<u>Beispiele:</u>

- Arbeiten mit Ton im Anatomieunterricht
- Anfertigen einer Collage aus Zeitschriften
- Plakate und Stifte zum Festhalten der Ideen zu der Frage ...
- Verwendung des Dokumentationssystems der Station
- Tafelbild im Unterricht
- Ausfüllen eines Pflegeanamnesebogens
- Sammeln von Informationsbroschüren der Selbshilfegruppen
- Kennenlernen der Pflegestandards des Hauses
- Besuch im Labor des Krankenhauses
- Hospitation bei dem Treffen einer Angehörigengruppe
- Teilnahme an der Fallbesprechung

Auf die Methode gerichtete Fragen könnten so lauten: WIE soll das Lernen konkret gestaltet werden? WOMIT können wir arbeiten?

3.2 Der pädagogische Auftrag

Der pädagogische Auftrag, der in der Pflege Ausbildenden ist ebenso komplex, wie die Aufgaben des Pflegeberufes. Er geht weit über die Vermittlung von Faktenwissen hinaus. Wenn Sie sich einmal vor Augen führen, welche Erwartungen an die Auszubildenden in den Pflegeberufen herangetragen werden, so finden sich sehr schnell eine ganze Reihe von Fähigkeiten, die dem Faktenwissen gleichgestellt sind:

- differenziertes Beobachten
- Prioritäten setzen
- sich einfühlen können
- geduldig und freundlich sein
- angemesse Kommunikationsformen finden
- Konflikt- und Kompromißbereitschaft zeigen
- belastbar sein

- auch in Streßsituationen adäquat handeln
- und vieles andere

Auch wenn über diese Faktoren nicht immer offen gesprochen wird, so sind sie doch unvermindert, beinahe selbstverständlich, zu jeder Zeit präsent.

Zu pflegericher Kompetenz gehört also ein breites Spektrum von Qualifikationen, die im Laufe der Ausbildung angebahnt, bzw. gefördert werden müssen. Die meisten dieser Qualifikationen sind Resultate eines Entwicklungsprozesses, den es zu begleiten gilt.

Diese Aufgabe übernehmen zwangsläufig zu einem großen Teil die Praxisanleiterinnen. Dies kann auch kaum anders sein, denn sie sind es, die die Auszubildenden direkt in ihrem Handeln erleben und so besonders dicht mit Problemen und Konflikten konfrontiert werden. Sicher haben auch Sie diese Nähe schon manches Mal belastend erlebt und standen vielleicht ratlos zwischen den Realitäten des Pflegeberufes und dem Verständnis für die Auszubildende.

Vermutlich wird sich dies nach der Lektüre dieses Buches nicht ändern. Aber vielleicht gelingt es Ihnen besser, die Chancen, die diese Situation bietet, zu erkennen und zu nutzen.

So hart es auch manchmal sein mag – gerade aus dieser Nähe kann sich eine wichtige Beziehung entwickeln, die im theoretischen Unterricht vergleichsweise so nicht entstehen kann.

Die Erfüllung des pädagogischen Auftrages wird von drei Elementen getragen, deren Gestaltung Aufgabe der Ausbildenden in den Pflegeberufen ist:

1. Lernen
2. Begleitung
3. Beziehung

Lernen

Lernen ist integrierter Bestandteil von Entwicklung. Während Entwicklung in der modernen Psychologie verstanden wird als lebenslanger dynamischer Prozeß, gilt die Bereitschaft und die Fähigkeit zum Lernen als Grundvoraussetzung. Lernen heißt, sich öffnen für Neues und bereit sein, Altes zu überdenken und ggf. zu revidieren. In diesem Sinne geht Lernen über die bloße Aneigung von Kenntnissen und Fertigkeiten hinaus.

Lernen bedeutet eine andauernde, situationsübergreifende Veränderung von Verhalten und Erleben aufgrund von Erfahrungen. Es verändern sich die Prozesse der Wahrnehmung, des Denkens, der Motivation und der Interaktion mit der Umwelt.

Lernen basiert somit auf den vorhandenen Erfahrungen aus vorangegangenen Lebenssituationen. Durch das aktuelle Hinzufügen neuer Eindrücke und Kenntnisse wird die Gestaltung zukünftiger Prozesse verändert. Nicht alles Lernen ist bewußt. Die Übernahme bestimmter Verhaltensweisen anderer Menschen durch Imitation oder auch die Verinnerlichung gesellschaftlicher Normen und Werte sind beispielsweise Vorgänge, die in der Regel ohne Nachdenken ablaufen. Diese Anteile sind in ihrer Bedeutung aber dennoch für die pädagogische Arbeit nicht zu unterschätzen. So wird die Art der Beziehungsgestaltung und die Arbeit miteinander zwangsläufig Einfluß nehmen auf das Lernen und die Entwicklung der Auszubildenden, auch ohne daß dies direkt beabsichtigt ist.

Auch wird die Lehrende in jedem Fall Modell sein für die Auszubildenden. Diese werden sich mit ihr identifizieren oder auch distanzieren und sich andere Leitfiguren suchen. Gleiches gilt für das Vorleben von Verhaltens- und Handlungsmustern, denen die Auszubildenden im Pflegealltag begegnen. Gerade wenn der eigene Weg noch nicht ausgereift ist, ist es notwendig, erfolgreiche Strategien anderer zu kopieren.

Sie alle wissen, daß dies sehr problematisch sein kann – nämlich dann, wenn fachlich zweifelhaftes Pflegehandeln nachgeahmt wird.

Andererseits bietet diese Bereitschaft zur Übernahme aber auch die Chance, die Entwicklung und die Lernprozesse der Auszubildenden in positivem Sinne zu unterstützen. Dies setzt allerdings voraus, daß das was gelernt werden soll auch gelebt wird.

Es kann nur das wirklich gelernt werden, was auch gelebt wird.

<u>Einige Beispiele:</u>

- Wenn Sie möchten, daß die Auszubildende lernt, Verantwortung zu tragen, müssen sie ihr diese auch geben.
- Wenn Sie möchten, daß die Auszubildende ihr Handeln reflektiert, müssen auch sie dies offen tun.
- Wenn Sie möchten, daß die Auszubildende zuverlässig ist, müssen auch Sie dies sein.
- Wenn Sie Engagement und Motivation erwarten, sollten auch Sie diesen Beitrag leisten.

Eine zweite Ebene des Lernens ist der kognitive Erwerb von Sinnzusammenhängen. Dies ist ein bewußter, aktiver Prozeß. In diesen Bereich gehört das, was allgemein als die Aneignung und die Verfügbarkeit von Wissen bezeichnet wird. Neben dem Wissen über konkrete Sachverhalte geht es aber auch um das Verständnis von Zusammenhängen und den Transfer dieser Kenntnisse in neue Situationen.

Gefragt sind konstruktives Denken, die Ableitung relevanter Konsequenzen aus dem vorhandenen Wissen und als höchste Stufe kognitiven Lernens die Entwicklung von Problemlösungsstrategien in aktuellen Zusammenhängen. Dies muß immer wieder geübt werden. Die Aufgaben der Praxisanleiterin sind hier:

- Unterstützung bei dem Erwerb von Fachwissen
- Vermittlung von strukturierenden Hilfen und lerntechnischen Methoden zur Wissensaneignung
- Reaktivierung des bereits vorhandenen Wissens
- Aktualisierung in konkreten Situationen
- Schrittweise Anwendung des Wissens in neuen Zusammenhängen
- Übungssituationen schaffen, um Problemanalyse und -lösungstrategien zu entwickeln und auszuprobieren
- Unterstützung bei der Auswertung

Im Rahmen der Selbstreflexion unter Anwendung geeigneter Methoden (z. B. Rollenspiel) ist der Transfer bislang unbewußter Aneigungsprozesse und Verhaltensmuster auf die kognitive Ebene begrenzt möglich. Es wird so ein Zugang geschaffen, der neue Perspektiven eröffnet und bewußte Veränderungen initieren kann. Handlungsstrategien, Kommunikationsformen oder das Verhalten in affektgeladenen Situationen kann so neu gelernt werden.

Übrigens gibt es in der pädagogischen Beziehung grundsätzlich zwei Lernende, denn auch die Praxisanleiterin wird in der Arbeit mit der Auszubildenden immer wieder neue Eindrücke und Erfahrungen zu verwerten haben. Sie wird vielleicht ihr bisheriges Handeln verändern oder aber Neues ausprobieren. Problemlösungsprozesse erfordern jedesmal wieder systematisches Denken, Kreativität und Selbstkritik – die besten Voraussetzungen, um in Bewegung zu bleiben und beständig zu lernen.

Begleitung

Begleitung heißt da zu sein, wo die Auszubildende sich befindet und mit ihr gemeinsam ihren Weg zu gehen. Begleitung bedeutet die Bereitschaft, sich einzulassen auf die Bedürfnisse und Möglichkeiten der anderen, so unterschiedlich sie auch sein mögen.

Wenn Auszubildende wirklich lernen sollen, individuelle Patientenbedürfnisse zu erkennen und als elementare Grundlage pflegerischen Handelns zu respektieren, wenn sie lernen sollen, in ihrer Kommunikation zugewandt und ehrlich zu sein, wenn sie lernen sollen, Begleitende auf dem Wege der Gesundung, der Neuorientierung des Lebens mit der Krankheit oder des Sterbens zu sein, dann haben sie das Recht, auch selbst in ihrer Ausbildung individuelle Unterstützung zu erfahren.

Begleitung heißt für die Praxisanleiterin in diesem Sinne präsent zu sein und die Unterstützung zu geben, die in der aktuellen Situation erforderlich ist. Genauso bedeutet es aber auch, die Aufgabe zu stellen, die die Auszubildende gerade jetzt ein Stück voranzubringen vermag.

Selbstverständlich ist präsent sein nicht mit dem Zustand des „Ständig-auf-den-Fersen-seins" zu verwechseln. Vielmehr geht es um das beständige Angebot, als zuverlässige Bezugsperson bereit zu sein. Der Umfang der tatsächlich erforderlichen, unmittelbaren Anwesenheit bei der Auszubildenden hängt hingegen von vielen Faktoren ab, auf die ich an dieser Stelle noch nicht eingehen werde.

Begleitung bedeutet aber auch Kontinuität und Zuverlässigkeit über die gesamte Dauer der Ausbildung. Dies kann nur dann gewährleistet sein, wenn der Arbeitsort der Auszubildenden zugleich der Hauptbezugspunkt der Praxisanleiterin ist. Leider ist es noch immer eher die Regel, daß Auszubildende einmal pro Einsatz, manchmal noch seltener oder sogar nur in Verbindung mit einer Prüfung, in der Praxis besucht werden. Auch bei bester Absicht hat dies nichts mit Begleitung zu tun.

Praxisbesuche sind immer Momentaufnahmen. Wie der Name schon sagt: Die Praxisanleiterin ist auf Besuch an einem Ort, der nicht der ihre ist.

Sich selbst in der Rolle der Begleitenden zu definieren hat entscheidende Konsequenzen.

Zunächst einmal heißt es, abzurücken von dem Gedanken, eine Auszubildende dort hinzubringen, wo die Lehrende meint, daß sie sein sollte. Das bedeutet keineswegs Passivität, sondern vielmehr ein Umdenken und eine Umorientierung im eigenen Selbstverständnis. Nicht die Praxisanleiterin trägt die Verantwortung für die Entwicklung der Auszubildenden, sondern diese selbst. Es wird nichts abgenommen, aber konsequent und ehrlich Unterstützung angeboten.

Die Verteilung der Verantwortung ist eine entscheidende Komponente in der Arbeit miteinander. Sie schafft die Voraussetzung für die Entwicklung einer Beziehung zweier erwachsener Menschen. Die Eigenverantwortung für ihr Lernen und den Erfolg oder Mißerfolg in der Ausbildung kann der Auszubildenden keine Praxisanleiterin dieser Welt abnehmen. In die Verantwortung für ihr pflegerisches Handeln allerdings wird die Auszubildende unter Begleitung hineinwachsen.

Jedes Mehr an Verantwortung, das die Auszubildende hier selbst übernehmen kann, ist ein Erfolg auf dem Wege zur Selbständigkeit. Die Praxisanleiterin hat in diesem Zusammenhang die Aufgabe, die realistische Selbsteinschätzung der Auszubildenden zu fördern und von Anfang an Verantwortung in dem Maße abzugeben, in dem die Auszubildende bereit und fähig ist, sie zu übernehmen.

Ziel der Begleitung ist es, sich überflüssig zu machen.

Für die Praxisanleiterin heißt diese Grundhaltung aber auch abwarten können, Geduld und Vertrauen haben und loslassen können – keineswegs eine leichte Aufgabe.

Begleitung bedeutet, in beständiger Beziehung miteinander zu sein.

Beziehung

Sie alle wissen, wie die Art der Beziehung die Qualität der Zusammenarbeit bestimmt. Der Aufbau einer fruchtbaren Beziehung zur Auszubildenden ist eine wesentliche pädagogische Aufgabe. Wodurch zeichnet sich eine fruchtbare Beziehung aus?

- Vertrauen
- gegenseitige Akzeptanz
- Angstfreiheit
- Zuverlässigkeit
- Interesse füreinander und für die Sache
- gleiche Zielsetzung
- Konfliktbereitschaft und konstruktive Konfliktlösung
- Offenheit für neue Wege
- Kreativität

Entscheidend ist, daß die Art der Beziehung der persönlichen Entwicklung beider Partnerinnen förderlich ist. Beziehungsfähigkeit im pädagogischen Kontext zeichnet sich durch den professionellen Umgang mit Nähe und Distanz aus.

➡ **Partnerorientierung ist nicht gleich Kumpanei.**
➡ **Forderungen zu stellen bedeutet nicht Entsolidarisierung.**
➡ **Abgrenzung ist nicht gleichzeitig Entzug der Unterstützung.**
➡ **Zurückhaltung ist nicht das Gegenteil von Einfühlungsvermögen.**

Die Entwicklung eines partnerschaftlichen Miteinanders kann nur dann erfolgreich sein, wenn gleichzeitig Klarheit über die Rollenbeziehung besteht.
Die Beziehung zwischen Auszubildender und praktischer Anleiterin ist eine hierarchische. Aus den unterschiedlichen Aufgaben und Verantwortungsbereichen erwachsen zwangsläufig Differenzen, die eine Gleichberechtigung unrealistisch werden lassen. Dies zeigt sich nicht erst an der Frage der Leistungsbeurteilung – obwohl es häufig gerade an dieser Stelle unvermeidbar zu Tage tritt.
Es wäre fatal, an diesen Realitäten vorbeizusehen und scheinbare demokratische Strukturen zu schaffen, die zu einer distanzlosen Rollendiffusität führen. Erwartungen zu wecken, die in entscheidenden Momenten aufgrund real existierender Rahmenbedingungen revidiert werden müssen, ist unehrlich und zeugt von dem Versuch, eine Fassade aufzubauen, die wirkliche Begegnung verhindert. Für den Balanceakt zwischen Nähe und Distanz gibt es, wie Sie sich sicher schon denken werden, keine Patentrezepte. Wohl aber finden sich einige grundsätzliche Gedanken in der Humanistischen Psychologie, die bei dem Aufbau einer partnerzentrierten Grundhaltung bedeutsam sind. Was können Sie zum Aufbau einer fruchtbaren Beziehung tun? Schaffen Sie sich Orientierungspunkte, die sie bei der Entwicklung einer personenzentrierten Grundhaltung unterstützen.

Ich möchte Ihnen gerne die Grundgedanken von Carl Rogers mit auf den Weg geben. Er hat als Psychotherapeut maßgeblich Einfluß auf die Entwicklung in der Humanistischen Psychologie und damit auch auf Neuerungsprozesse in der Pädagogischen Psychologie genommen. Sein Modell zur Haltung des Therapeuten im Gespräch mit dem Klienten war ursprünglich als Bestandteil eines klientenzentrierten Therapiekonzeptes entwickelt worden. Die drei Merkmale dieses Konzeptes haben sich aber längst auch in der Beratungspraxis und in der Strukturierung pädagogischer Beziehungen, insbesondere in der Erwachsenenbildung, bewährt:

- Kongruenz (Echtheit)
- Wertschätzung
- Empathie (einfühlendes Verstehen)

Kongruenz

Kongruenz wird auch als Echtheit oder Authentizität bezeichnet. Sie bedeutet im Sinne von Carl Rogers:

- bewußte Wahrnehmung der Empfindungen
- Verzicht auf Fassade oder Maske zugunsten von Transparenz
- offene Thematisierung von Gefühlen
- zu den eigenen Grenzen stehen
- Übereinstimmung des Verhaltens mit der inneren Einstellung und den aktuellen Gefühlen

Ausgehend von der Tatsache, daß sich der emotionale Zustand eines Menschen immer Wege nach außen sucht, sei es über die Sprache, die Mimik oder die Körperhaltung, versteht Carl Rogers den Grundsatz der Kongruenz so:

Sich nach außen so zu geben, wie es dem inneren Zustand entspricht.

Differenzen zwischen äußerem Bild und innerem Befinden werden vom Gegenüber wahrgenommen und machen den Sender unglaubwürdig. Zweifel und Vertrauensverlust können die Folgen für die Beziehung sein.

Wer von Ihnen kennt nicht Situationen wie diese?

- Ihre Kollegin behauptet mit hochrotem Gesicht und Schweißperlen auf der Stirn, es sei schon alles in Ordnung.
- Sie geben nach einer völlig schiefgelaufenen praktischen Anleitung die Rückmeldung mit einem verbissenen Lächeln auf den Lippen, das freundlich und ermunternd wirken soll.

Stellen Sie sich vor, Sie sitzen der Schulleitung gegenüber mit einem Problem, das es dringend zu klären gilt. Diese betont, sich über Ihren Besuch zu freuen und immer ein offenes Ohr für Ihre Anliegen zu haben. Dabei schaut Sie auf die Uhr und notiert etwas in den offenliegenden Block auf ihrem Schreibtisch. Wie fühlen Sie sich dann?

Authentizität ist nach Rogers entscheidende Voraussetzung zur wirklichen Begegnung von Person zu Person. Er betont immer wieder, daß Kongruenz die grundlegendste Bedingung ist – aber sie ist auch gleichzeitig die am meisten umstrittene und mißverstandene. Der Anspruch, echt zu sein, bedeutet nicht etwa, die Kommunikationspartnerin mit den eigenen Empfindungen und Problemen zuzuschütten, sondern vielmehr in Abhängigkeit von der aktuellen Situation, den Rahmenbedingungen, der Bereitschaft der Partnerin und nicht zuletzt von dem eigenen Empfinden zu entscheiden, welche aktuellen Gefühle thematisiert werden sollen. Carl Rogers hat immer wieder selbst auf diese Mißverständnisse hingewiesen.

Schließlich hat Ruth Cohn den Begriff der „selektiven Authentizität" geprägt. Selektiv bezieht sich allerdings nicht auf die Selbstwahrnehmung. Es ist auch für sie von elementarer Bedeutung, sich über eigene Gefühle, Motivationen, Erinnerungen und Erwartungen Klarheit zu verschaffen. Was davon allerdings offen ausgesprochen werden sollte, ist eine zweite Frage. Sie spricht von einer Überforderung der Kommunikationspartnerin, wenn alle Emotionen und inneren Prozesse schonungslos offenbart werden.

Offenheit ist für sie etwas, das gelernt werden kann und dann in dem Maße wächst, in dem der Beziehungsprozeß konstruktiv gestaltet wird. Dennoch wird es auch in den besten Beziehungen verschlossene Bereiche geben und geben müssen. Es gilt, die Offenbarung von Gefühlen vorsichtig zu dosieren und damit eine dynamische Balance zwischen Offenheit und Schweigen zu finden, die der aktuellen Situation angemessen ist und die Gestaltung der Beziehung in Zukunft positiv beeinflussen wird.
Versuchen Sie, so offen wie möglich, aber so bedeckt wie nötig zu sein.

Wertschätzung

Das Merkmal Wertschätzung beinhaltet die uneingeschränkte Akzeptanz der Kommunikationspartnerin als Person, unabhängig von inhaltlichen Diskrepanzen. Dies ist die Grundvoraussetzung für Offenheit und Konfliktfähigkeit innerhalb der Beziehung. Akzeptanz reduziert eine häufig auch in pädagogischen Beziehungen spürbare Grundspannung. Die Ursache dieser Spannung ist das Bestreben, die Auszubildende dort hinzubringen, wo die Lehrende meint, daß sie zu sein hätte. Mit der Fähigkeit, die Auszubildende als Person wirklich zu akzeptieren, wächst die Bereitschaft, sie ihren ganz individuellen Weg gehen zu lassen. Gelassenheit, Geduld und Vertrauen sind die Folge.

Wertschätzung bedeutet aber keineswegs, negative Gefühle zu ignorieren. Es geht vielmehr darum, diese als Teil der Persönlichkeit zu akzeptieren und damit als Realität anzuerkennen. Die eignen moralischen Werte allerdings sind nicht die Richtschnur der anderen. Wertschätzung anderer Menschen ist unlösbar mit der Arbeit an der eigenen Person verbunden und steht in enger Verbindung mit den beiden anderen Merkmalen Kongruenz und Empathie.
Ausdruck von Wertschätzung in der Praxis kann sein:

- persönliche Anrede
- Zurückhalten der eigenen Meinung
- Vermeidung von Ratschlägen
- anhören der anderen
- „Vertrauensvorschuß“ geben
- Reflexion eigener Wertvorstellungen

Empathie

Das dritte von Carl Rogers formulierte Merkmal ist Empathie, gleichbedeutend mit einfühlendem Verstehen. Es meint das Bestreben, die Erlebniswelt der anderen nachzuvollziehen. Aus der Sichtweise der Kommunikationspartnerin erwachsen neue Perspektiven.

Die Fragen,

„Wie sehe ich die Situation / das Problem?“
„Was ist mir wichtig?“
„Was soll sie von mir lernen?“

werden ersetzt durch einen anderen Denkansatz:

„Wie sieht meine Partnerin die Situation / das Problem?“
„Was ist ihr wichtig?“
„Was möchte sie von mir?“

Diese Grundhaltung reduziert die Gefahr, eigene Wertungen und Vorstellungen als gültigen Maßstab in das Miteinander einzubringen.
Bewertungen und Belehrungen werden bewußt zurückgehalten, denn sie können sehr schnell zur Kommunikationsbarriere werden (siehe auch Kapitel 4.4 „Barrieren“, Seite 51).

Im Gegenzug verliert eine Diskussion den Charakter eines Wortgefechtes, was häufig anstrengend und wenig konstruktiv ist. Ziel ist nicht, die Durchsetzung der eigenen Meinung, sondern das Eingehen auf die Situation und das individuelle Erleben der anderen. Empathie ist das Angebot, die Kommunikationspartnerin zu verstehen.

Aber Grenzen müssen gewahrt werden. Druck auszuüben läßt sich nicht mit dieser Grundhaltung vereinbaren. Erlebnisinhalte und Gefühle werden dann vorsichtig aufgegriffen, wenn sie von der Kommunikationspartnerin eingebracht werden. Sie bestimmt die Grenzen und hat ein Recht auf deren Respektierung!

Selbstverständlich begrenzt sich das Einbringen von Emotionen nicht auf die verbale Ebene. Im Gegenteil, gerade hier äußert sich vieles durch Körperhaltung, Gestik und Mimik oder ist mehr oder weniger diffus zwischen den Zeilen spürbar. Diese Formen der Mitteilung sollen keineswegs ignoriert werden, aber es gilt unbedingt gerade auf diesem sensiblen Feld Interpretationen zu vermeiden.

Eine Möglichkeit, Mißverständnisse zu reduzieren, ist die Verbalisierung von Wahrnehmungen und Empfindungen – sofern es der Situaton angemessen erscheint (siehe auch Kapitel 4.2 „Aktives Zuhören oder Die Sprache der Annahme“, Seite 44).

Zum einen signalisieren Sie durch die direkte Ansprache dieser Ebene ihre Bereitschaft, auch über emotionale, persönliche Inhalte zu sprechen und erweisen sich als aufmerksame Gesprächspartnerin. Zum anderen können Sie sich auf diesem Wege am ehesten rückversichern, ob Ihr Eindruck mit dem Erleben Ihrer Kommunikationspartnerin übereinstimmt. Sie spüren dann aber auch, ob die Bereitschaft und der Bedarf an der Thematisierung überhaupt besteht.
Wenn dies (jetzt) nicht der Fall ist, ist dies unbedingt zu akzeptieren. Bohrendes Nachfragen kann hier sehr schnell gewachsenes Vertrauen zerstören.
Abschließend ist es mir wichtig, auf folgendes hinzuweisen: Bei allen Merkmalen zur partnerzentrierten Grundhaltung ist eines besonders zu beachten:
Wenn sie wie ein Pflichtprogramm angewendet werden, verlieren sie ihren Wert. Beziehungen sollen nicht funktionalisiert werden, sondern als wirkliche Begegnung von Menschen gelebt werden.

Kongruenz, Wertschätzung und Empathie sind keine statischen Elemente. Sie wachsen mit dem Fortschreiten des Prozesses der Selbstverwirklichung. Sie sind Ausdruck einer humanistischen Lebensphilosophie. Die Reduzierung auf Formulierungen und Verhaltensweisen, die als „Werkzeug“ zur Kommunikation dienen, führt zur Bildung von Fassaden und Manipulationstechniken, die Nähe verhindern. Auch Kongruenz, Wertschätzung und Empathie können zu Fassaden werden, wenn sie aus rein professionellen Erwägungen heraus angewendet wird. Es kommt dann leicht zu stereotypen, künstlichen Formulierungen wie:

- *„Ich werde mich als ganze Person in unsere Arbeit einbringen und erwarte gleiches von dir."*
- *„Jetzt im Moment bin ich wütend auf dich, aber wenn du das nun weißt, können wir ja weiterarbeiten."*
- *„Ich mag dich als Person, daran ändert sich nichts, wenn du unzuverlässig, unehrlich und verletzend bist."*
- *„Ich fühle mit dir."*
- *„Wenn du das berichtest, spüre ich deine Verzweiflung in mir."*
- *„Wir müssen die Wand zwischen uns abbauen."*
- *„Natürlich verstehe ich deine Probleme."*
- *„So ein Gefühl hatte ich auch schon einmal als ich noch in der Ausbildung war."*

Ein diffuses Gefühl von Unangemessenheit, Un-Echtheit und Verlust von Spontanität wird dann sehr schnell spürbar sein. Jede scheinbar professionell aufgesetzte Fassade wird in der Kommunikation destruktiv sein. Es hat also keinen Sinn, diese drei Merkmale auf die Fahnen zu schreiben und als eine Art Selbstappell zu verstehen. Dann werden sie schnell zu einem Korsett, das jegliche Spontanität im Miteinander unterdrückt. Die Fähigkeit zur Kommunikation und die Persönlichkeitsentwicklung sind zwei unlösbar miteinander verflochtene Elemente. Deshalb sind auch Handlungsanweisungen zur Kommunikation und Gesprächsführung zwar hilfreich und anregend, aber immer sollten Sie überprüfen, ob sie stimmig sind mit Ihren Bedürfnissen und Gefühlen.

Die Ausführungen zum pädagogischen Auftrag sind hier nur eingeleitet und angerissen. Allerdings bestimmen sie maßgeblich den Tenor dieses Buches und tauchen zwangsläufig in den folgenden Kapiteln immer wieder auf, eingeflochten in das konkrete praktische Handeln der Praxisanleiterin. Ich hoffe, daß dann einige der an dieser Stelle möglicherweise unklar gebliebenen Aspekte aus dem jeweiligen Kontext verständlich werden.

4. Kommunikation und Gesprächsführung in der pädagogischen Praxis

Kommunikation ist die Basis jeglichen Miteinanders. Die pädagogische Praxis erfordert Kompetenzen im Bereich der Kommunikation und Gesprächsführung. Diese können gelernt werden.

Als reine Trockenübung oder autodidaktisch ist das allerdings nicht zu bewältigen. Dies ist jedoch kein Grund, an dieser Stelle ganz darauf zu verzichten – dafür ist dieses Thema zu bedeutsam. Da eine ausführliche Bearbeitung den Rahmen dieser Arbeit sprengen würde, hoffe ich, daß Sie zumindest einige Anregungen in Ihre Praxis mitnehmen können und sich vielleicht auf die Suche nach einem Experimentierfeld begeben, das Ihnen Freiraum zum Erproben von Ungewohntem geben kann und über Selbstreflexion und externe Rückmeldungen die Chance der Neuorientierung bietet.

Die Psychologie liefert eine ganze Reihe von Modellen zur Kommunikation. Ich werde mich im folgenden im wesentlichen auf das Modell der „Vier Seiten einer Nachricht“ von Friedemann Schulz von Thun (1991) und auf Thomas Gordon (1986) stützen. Diese Ansätze lassen sich gewinnbringend mit einer in der Erwachsenenbildung fruchtbaren pädagogischen Grundhaltung verbinden.

4.1 Die vier Seiten einer Nachricht

Kommunizieren ist ein vielseitiges Unternehmen. Immer verbinden sich mehrere Informationen zu einen Botschaftsgeflecht.

WIE etwas mitgeteilt wird kann mitunter in seiner Wirkung bedeutender sein als das WAS gesagt wird.

Tonfall, Gestik, Mimik, und Körpersprache sind für die Art der Botschaft ebenso bedeutsam wie die Worte selbst. Um dieses Geflecht zu entwirren und die Analyse konkreter Mitteilungen und die Aufdeckung von Kommunikationsstörungen zu ermöglichen, hat Schulz von Thun vier Seiten einer Nachricht herausgearbeitet und als Quadrat veranschaulicht.

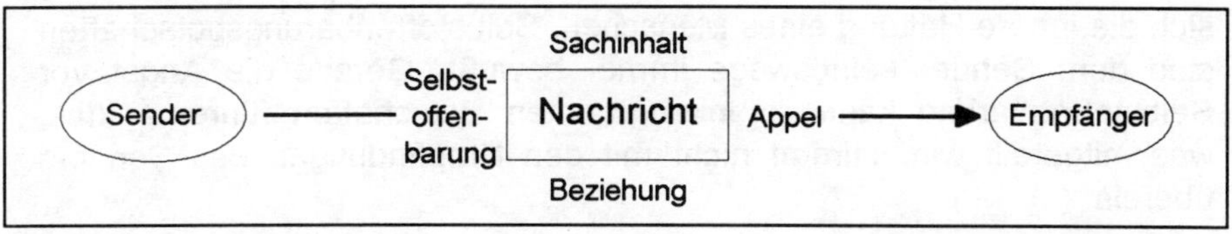

Die vier Seiten einer Nachricht (Schulz von Thun, 1991, S. 30)

Am Beispiel einer scheinbar einfachen Mitteilung werde ich im folgenden versuchen, die vier Seiten dieses Quadrates (Sachinhalt, Selbstoffenbarung, Beziehung, Appell) zu entflechten.

Schwester Petra zu Auszubildendem Fred:

Schwester P.: *„Herr B. hatte heute Nacht große Schmerzen. Sei bitte vorsichtig, wenn du ihm nachher beim Aufstehen helfen wirst.“*

Das Senden der Nachricht
Petra sendet die Nachricht an Fred. Er ist der Empfänger.

1. Sachinhalt:

Nun, das scheint zunächst unkompliziert. Fred erhält die Sachinformation: *„Herr B. hatte heute Nacht große Schmerzen.“*

2. Selbstoffenbarung:

In jeder Nachricht steckt ein Stück Selbstoffenbarung des Senders, so meint Schulz von Thun.

Was nun könnte Schwester Petra in dieser Aussage von sich kundtun? Vielleicht:

- Ich habe den Überblick
- Ich bin informiert
- Ich beachte die Probleme der Patienten und erwarte das auch von dir
- Ich bin rücksichtsvoll und mitfühlend
- Ich gebe Informationen weiter

Dies wären Selbstoffenbarungen, die sich allein aus den Worten ableiten lassen. Würden Sie Schwester Petra vor sich sehen, gäbe es vielleicht noch eine ganze Reihe anderer Mitteilungen. Wirkt sie hektisch, abweisend oder geduldig, zugewandt? Auch auf diesen Wegen offenbart sich die innere Haltung eines Menschen. Selbstoffenbarungsbotschaften sind dem Sender keineswegs immer bewußt. Gerade die Angst vor Selbstoffenbarung kann zu inkongruenten Botschaften führen – das, was mitgeteilt wird stimmt nicht mit den Empfindungen des Senders überein.

Jeder Mensch möchte verständicherweise einen guten Eindruck machen, sich als kompetente, vertrauenswürdige Person präsentieren. Vor diesem Hintergrund und der damit verbundenen Frage: „Wie sehen mich die anderen?“ ist der Sender mitunter geneigt, Fassaden aufzubauen, die seine scheinbaren Schwächen verbergen sollen. Die Angst, Selbstoffenbarung sei so etwas wie „Seelenstriptease“, führt unbewußt zu einer ganzen Palette von Strategien zur Selbstverbergung.

ICH-Vermeidungsstrategien
Ihnen allen bekannte Redewendungen sind:

- Man wird ganz ungeduldig
- Wir sind der Meinung, daß ...
- Es ist unerträglich

Durch die Anwendung dieser Sprachtaktiken wird das persönliche Erleben bedeckt gelassen. ICH bin schließlich nicht man, wir oder es. Das ICH legt sich nicht fest, bleibt diffus.
Aussagen wie diese hingegen machen den eigenen Standort deutlich und bringen mehr Klarheit in den Dialog:

- Ich bin ungeduldig (ärgerlich, müde, ratlos, ...)
- Ich erwarte von dir ...
- Dieser Streß ist mir zuviel.

Zu einer solchen Form der Äußerung gehört Mut, denn der Sender zeigt ein Stück von sich selbst. Aber die Verwendung der Ich-Form macht eine Selbstoffenbarung nicht automatisch kongruent. Auch dann kann es noch bewußte und unbewußte Täuschungsmanöver geben. Jemand kann zum Beispiel behaupten, interessiert zuzuhören, während er dabei das Ende des Vortrages herbeisehnt.
Allein die Verwendung der ICH-Form macht noch keine Botschaft kongruent.

Rhetorische Strategien zur Selbstverkleinerung

- Ich fühle mich eigentlich ...
- Vielleicht könnte man einmal überlegen, ob ...

- Es ist sicher ganz unbedeutend, aber ich glaube, daß ...
- Ich habe gehört, daß ...

Viele Menschen sind sehr kreativ was die Vermeidung von Selbstoffenbarung angeht. Dahinter versteckt sich nicht selten die Befürchtung, als Person mit ganz individuellen Stärken und Schwächen nicht anerkannt zu werden. Häufig ist gerade das aber ein Trugschluß und das Gegenteil ist der Fall. Wohldosierte Selbstoffenbarung führt gerade wegen der damit verbundenen Offenheit und dem Vertrauensvorschuß bei der Kommunikationspartnerin zu Respekt und Anerkennung. Umgekehrt machen positive Rückmeldungen und das Erleben konstruktiver Beziehungen Mut zu weiteren Schritten der Selbstoffenbarung.

3. Beziehung

Hier zeigt sich, was der Sender von dem Empfänger hält und wie der Sender die Beziehung zwischen sich und dem Empfänger sieht.
Was könnte Schwester Petra signalisieren?

- Du brauchst mich, damit ich dich informiere.
- Du bist auf mich angewiesen.
- Ich bestimme über deine Aufgaben.
- Ich möchte dir zeigen, daß ich besser informiert bin als du.
- Ich habe kein Vertrauen zu Dir.
- Ich denke von dir, daß du grob bist.
- Ich fühle mich für dein Handeln verantwortlich.

oder auch:

- Ich traue dir zu, diese Aufgabe zu bewältigen.

Signale auf dieser Ebene spiegeln schonungslos die innere Haltung des Senders wider.

Geringschätzung zeigt sich als

- abweisendes,
- autoritäres,
- emotional kaltes oder
- demütigendes Verhalten.

Einen Menschen nicht ernst zu nehmen, zu bevormunden, ihn durch Anweisungen und Vorschriften zu lenken, bloßzustellen oder zu belächeln sind Ausdrucksformen von Geringschätzung. Sie verhindern die Entfaltung von Eigeninitiative und Selbständigkeit. Dieser Weg führt zur Festigung von Abhängigkeiten statt in die Autonomie.

Echte Wertschätzung drückt sich in

- respektierendem,
- freundlichem und
- zugewandtem Verhalten aus.

Vertrauen, Zuhören, Akzeptieren, die Belange der anderen ernst nehmen und nicht zuletzt ehrliche Selbstoffenbarung sind Merkmale von Wertschätzung.

Sprachliche Beispiele von	
Wertschätzung	**Geringschätzung**
Guten Morgen, Beate!	*Du wirst das nicht schaffen. / Du machst das schon.*
Du wirkst sehr sicher bei …	*Ich glaube dir nicht.*
Ich freue mich, daß es dir auf dieser Station gefällt.	*Damit das auch wirklich gut klappt, mache bitte, was ich sage.*
Möchtest du darüber sprechen?	*Lies jetzt die Gebrauchsanweisung dieses Gerätes gründlich.*
Ich ärgere mich über deine häufige Unpünktlichkeit.	*Stell dir vor, heute morgen hat sie schon wieder …*
Ich möchte dir helfen, deine Prüfungsangst zu vermindern. Wie kann ich dich dabei unterstützen?	*Es ist nicht nötig, sich vor der Prüfung so aufzuregen.*
Deine Frage kann ich jetzt nicht beantworten. Ich werde versuchen, bis Dienstag etwas darüber zu erfahren.	*Das müßtest du aber längst wissen.*
Jetzt muß ich leider dringend auf Station B 5. Aber wenn du heute um 15 Uhr in mein Büro kommen kannst, habe ich Zeit für dich.	*Mach bitte zuerst … und dann … und dann …*

4. Appell

Der Sender möchte mit seiner Botschaft Einfluß nehmen auf das Denken und Handeln des Empfängers.
Für unser Beispiel könnte das so aussehen:

- Sei vorsichtig!
- Beachte meinen Hinweis!
- Informiere dich ausreichend, bevor du handelst!

Wie wirkungsvoll diese Versuche der Einflußnahme sind, hängt wiederum von der Beziehung zwischen Sender und Empfänger ab. Häufig sind Appelle dann wirkungslos, wenn der Empfänger gerade dabei ist, sich von der Bevormundung des Senders freizustrampeln (*„Du hast mir nichts zu sagen.“*). Oder aber der Empfänger ist durch die Beziehungsbotschaft bereits gekränkt (*„Jetzt erst recht nicht.“*).

Wenn der Appell nicht zu dem Handlungsrepertoire des Empfängers paßt, kann er nicht angenommen werden.

Sender:	*„Du mußt versuchen, ruhig zu bleiben!“*
Empf.:	*„Das kann ich nicht. Mein Herz rast und meine Stimme überschlägt sich, wenn ich mich so aufrege.“*

Die meisten Appelle, seien sie auch noch so vernünftig und gutgemeint, verpuffen aus einem dieser Gründe. Über die Zweckmäßigkeit der wenigen Appelle, die ihr Ziel erreichen, läßt sich allerdings auch streiten. Manchmal verstärken sie das Gefühl des eigenen Unvermögens und der Abhängigkeit vom Sender. Die Gefahr, daß sie dann das Gegenteil von dem bewirken, was bezweckt war, ist sehr groß.

Wie Sie später noch lesen können, werden Appelle und Ratschläge sogar als Kommunikationsbarrieren beschrieben (siehe Kapitel 4.4 „Barrieren“, Seite 51).

Der Empfang der Nachricht

Der Kommunikationsprozeß gewinnt aber auch noch dadurch an Spannung, daß das, was der Sender abzuschicken gedenkt noch lange nicht identisch ist mit dem, was der Empfänger wahrnimmt. Das wäre ja auch zu einfach.

Dem Empfänger stehen vier Ohren zur Verfügung, um die Nachricht aufzunehmen. Es ist ganz unterschiedlich auf welchem Ohr er gerade besonders gut oder schlecht hört. Bei den meisten Menschen ist ein Ohr extrem gut ausgebildet. Sie sind auf diesem Kanal besonders sensibel, häufig auf Kosten der anderen Botschaften.

Allerdings können auch die aktuellen Umstände bewirken, daß ein Ohr vermehrt im Einsatz ist, bewußt oder unbewußt.

Prinzipiell entscheidet der Empfänger, auf welche Botschaft er reagieren wird und prägt damit den Fortgang des Gespräches.

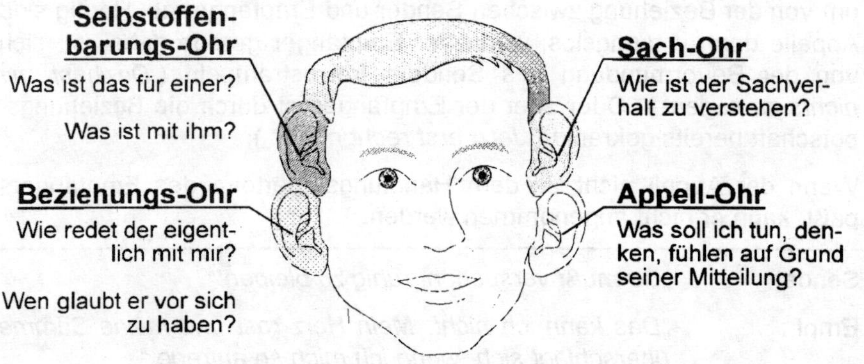

Der „vierohrige Empfänger" (nach Schulz von Thun, 1991, S. 45)

1. Das „Sach-Ohr"

Sie alle kennen Menschen, die scheinbar ausschließlich ihr „Sach-Ohr" im Einsatz haben. Sie reagieren nur auf die Sachseite einer Nachricht.

Stationsschwester Gerda spricht mit Pflegedienstleiter Herrn Ratio:

Gerda: *„Alle aus unserem Team haben in den letzten 4 Wochen Überstunden angesammelt und es ist kein Ende absehbar. Wir sind nicht mehr bereit, so weiterzumachen."*

Herr Ratio: *„Bei Ihnen sind alle Planstellen besetzt."*

Gerda: *„Das hilft uns auch nicht weiter. Zwei Kolleginnen sind krank und wir haben zur Zeit viele pflegeintensive Patienten."*

Herr Ratio: *„Das wird auch wieder anders."*

Diese Gruppe von Empfängern sind mitunter harte Brocken für die Sender. Sie weigern sich konsequent, die Komplexität einer Nachricht wahrzunehmen. Es ist nie klar, ob sie das Problem nicht verstehen wollen oder nicht richtig zuhören. Von Anteilnahme jedenfalls ist in solchen Dialogen meist nichts zu spüren.

Ein anderes Beispiel:
Auch hier läuft das Gespräch allein über den Sachinhalt der Nachricht, aber aus völlig anderen Gründen.

Praxisanleiterin Frieda im Gespräch mit der Auszubildenden Angelika:

Frieda:	*„Wir brauchen noch Einmalunterlagen für Herrn S., geh sie bitte holen."*
Angelika:	*„Er hatte gestern auch schon keine Unterlage mehr".*
Frieda:	*„Aber ich möchte nicht, daß das frische Laken gleich wieder beschmutzt wird."*
Angelika:	*„Wir haben aber in der Schule gelernt, daß wir sparsam mit Einmalmaterial umgehen sollen, wegen des Umweltschutzes."*
Frieda:	*„Das ist sicher richtig, aber in diesem Fall halte ich es für angebracht, eine Unterlage zu verwenden."*

Die beiden setzten sich auf der Sachebene auseinander. Angelika hat auf den Sachinhalt der Nachricht reagiert.

In Wahrheit weiß sie aber sehr genau, daß eine Unterlage für Herrn S. sinnvoll ist und hätte sie sogar selbst verwendet. Aber Angelika hat sich darüber geärgert, daß sie schon den ganzen Vormittag von Frieda herumgeschickt wurde, um Materialien zu holen.

Dies allerdings wagt sie nicht anzusprechen. So landet der Konflikt auf der Sachebene, obwohl er sich auf das Beziehungsmuster der beiden bezieht.

2. Das „Selbstoffenbarungs-Ohr"

Mit dem „Selbstoffenbarungs-Ohr" erfährt der Empfänger etwas über die Person des Senders.

Es kann allerdings manchmal nicht ganz einfach sein, den Empfang einer Selbstoffenbarung von dem einer Beziehungsbotschaft zu unterscheiden.

„Ich brauche jetzt erst mal einen Moment meine Ruhe."

Das „Selbstoffenbarungs-Ohr" hört vielleicht:
Sie ist müde.
Das „Beziehungs-Ohr" hingegen:
Ich bin ihr lästig.

Was der Empfänger jeweils aus der Botschaft heraushört, hängt von seinem ganz individuellen Selbstbild und Lebenskonzept ab.

In dem Maße, in dem sich jemand für das Befinden eines anderen verantwortlich fühlt, wird die Selbstoffenbarung zur Beziehungsbotschaft werden.

Die Sorge um das Wohlergehen eines kranken Menschen beispielsweise obliegt per Definition in der Hauptsache den Pflegenden. Historisch gewachsen ist für die gesamte Berufsgruppe ein Selbstbild, das Hilfsbereitschaft, Aufopferung, Duldsamkeit, Sorge um den Kranken und Verantwortung für dessen Gesundung als höchste Werte festgeschrieben hat.

Deshalb stecken m. E. so viele der in der Pflege Arbeitenden in diesem Dilemma: Negative Gefühlsäußerungen eines Patienten werden entweder als Appell gehört oder aber als Unzulänglichkeit der eigenen Person verstanden („Beziehungs-Ohr").

„Appell-Ohr"

Patient:	*„Schwester, ich fühle mich so schlecht."*
Schwester:	(denkt) *„Was habe ich nur falsch gemacht?"*
Patient:	*„Ich weiß nicht, wie lange die Operation morgen dauern wird und wann ich dran komme. Der Arzt hat nichts gesagt."*
Schwester:	*„Ich werde gerne noch einmal anrufen und für sie nachfragen."*

<u>„Beziehungs-Ohr“</u>

Patient: *„Ich habe schlecht geschlafen heute nacht. Es war ständig Trubel auf dem Flur.“*

Schwester: *„Das ist hier nun mal ein Krankenhaus und kein Hotel. Wir müssen auch unsere Arbeit tun.“*

In der Konsequenz ist es leider im Pflegeberuf eine noch immer gepflegte Tradition, weniger auf die Selbstoffenbarung zu hören, als vielmehr sofort als „helfender Engel“ in Aktion zu treten, um das Wohlbefinden des Patienten wieder herzustellen. Negative, unangenehme Gefühlsäußerungen erst einmal anzunehmen und stehenzulassen fällt schwer.

Die Selbstverantwortung des Patienten wird reduziert und damit die Rolle der fürsorglichen Schwester und des abhängigen Patienten aufs Neue gefestigt.

Es kann aber auch für Pflegende entlastend, sowie im Sinne der Patienten therapeutisch und pädagogisch notwendig sein, das „Selbstoffenbarungs-Ohr“ ein wenig zu aktivieren.

Entlastend deshalb, weil die Gefühle der anderen als ihre Realität akzeptiert werden können, für die Sie auch selbst die Verantwortung tragen. Diese Position ermöglicht, sich wirklich auf den anderen einzulassen ohne sich um die eigene Fassade sorgen zu müssen.

Therapeutisch und pädagogisch sinnvoll, weil zugestanden wird, auch negative Gefühle zu haben und zu äußern, ohne daß gleich eine „Fühl-dich-bitte-wieder-wohl-Kampagne“ gestartet wird. Die Verantwortung für die Existenz der Gefühle wird ebenso bei dem Sender belassen, wie die Verantwortung für den Umgang damit.

Das sollte aber keinesfalls als Appell zur Gleichgültigkeit mißverstanden werden!

Es geht auch an dieser Stelle darum, eine angemessene Balance zwischen (nur) Zuhören und aktiver Unterstützung zu finden.

Betrachten Sie einmal den Dialog zwischen Herrn Z. und Schwester Ottilie (frisch fortgebildet im Gebrauch ihres „Selbstoffenbarungs-Ohres“):

Herr Z.:	*„Schwester, ich kann so nicht mehr liegen, mein Rücken schmerzt."*
Schwester O. läßt sich auf dem Hocker neben dem Bett nieder.	
Schwester O.:	*„So, ihr Rücken schmerzt."*
Herr Z.:	*„Ja, ich habe heute nacht schon so lange auf dieser Seite gelegen."*
Schwester O.:	*„Hm, hm. Und wie geht es ihnen sonst?"*
Herr Z.:	*„Äh!"*

Selbstverständlich geht es so nicht – meine ich.

Jetzt könnte jemand einwenden, Herr Z. hätte ja schließlich selbst die Verantwortung für sein Gefühl und den Umgang damit, also soll er auch direkt sagen, daß er umgelagert werden möchte.
Das ist auch sicher richtig so, aber er sagt es eben nicht.
Soll er deshalb seine Schmerzen behalten?
Reduziert sich wirklich seine Selbstverantwortung, wenn Schwester O. ihm anbietet, ihn zu drehen?
Ist sie denn glaubwürdig, wenn sie am Bett sitzt und dem schmerzgeplagten Herrn Z. ein Gespräch anbietet?
Wird er sich verstanden und angenommen fühlen?

An dem Gespür für das, was in der aktuellen Situation angebracht ist und der entsprechenden Flexibilität im Umgang mit „Gesprächsführungsregeln" zeigt sich, ob die Kommunikationsform reine Technik oder aber Ausdruck einer inneren Haltung ist.

3. Das „Beziehungs-Ohr"

Die Beziehungsbotschaft kann für den Empfänger so bedeutsam sein, daß sie die anderen drei Seiten der Nachricht überdeckt.

Menschen mit besonders großen „Beziehungsohren" finden in jeder Art von Nachricht einen Angriff auf die eigene Person. Auch die Nichtbeachtung oder das Nichtsenden einer Nachricht wird als Ablehnung erlebt.

Wenn Sie einmal Gelegenheit haben, ein Buch von dem Kommunikationspsychologen Paul Watzlawick zu lesen (z. B. „Anleitung zum Unglücklich Sein") finden Sie Formen der Kommunikationsstörung köstlich beschrieben.

Im wirklichen Leben allerdings ist der Umgang damit weniger erfreulich. Es kann sehr anstrengend sein, mit einem Menschen zusammenzusein, der beständig Botschaften auf ihren Beziehungsinhalt durchsiebt.

Auch dann, wenn der Sender sich noch so sehr bemüht, den Empfänger „wie ein rohes Ei" zu behandeln, wird dieser eine negative Beziehungsbotschaft finden. Scheinbar neutrale Botschaften werden unversehens zu Attacken umgepolt.

Beispiele:

Sender	Empfänger
„Diese Aufgabe ist schwierig"	*„Ich finde es schlimm, daß du mir nichts zutraust."*
„Es ist gleich 12 Uhr"	*„War ich zu langsam?"*
„Dort vorne läuft Herr Meier"	*„Das seh ich doch selbst."*
„Das ist dir wirklich gut gelungen."	*„Du brauchst mich nicht zu trösten."*

Manchmal sind die Chancen des Senders zur Entflechtung solcher Empfangsmuster gleich Null. Wer kennt nicht solche oder ähnliche zermürbende Dialoge:

1. Version:

Sender:	*„Oh, du warst beim Frisör."*
Empfänger:	*„Es gefällt dir wohl nicht."*
Sender:	*„Aber sicher, das kurze Haar steht dir sehr gut."*
Empfänger:	*„Dann sah ich vorher wohl schrecklich aus."*
Sender:	*„Nein, einfach nur anders."*
Empfänger:	*„Ach laß nur, es ist ja schon gut. Ich weiß ja, daß ich nicht attraktiv bin."*

2. Version:	
Sender:	*„Oh, du warst beim Frisör."*
Empfänger:	*„Es gefällt dir wohl nicht."*
Sender:	*„Doch, aber es ist etwas ungewohnt."*
Empfänger:	*„Dann hat es also auch nichts genutzt, so viel Geld auszugeben."*
Sender:	*„Wieso denn nicht, es ist einmal etwas Neues."*
Empfänger:	*„Dann sah ich vorher wohl langweilig aus."*
Sender:	*„Das habe ich nicht gesagt."*
Empfänger:	*„Du brauchst mich nicht zu schonen. Ich weiß ja, daß ich nicht attraktiv bin."*

Beide Dialoge enden mit dem gleichen Resultat. Vermutlich hätten auch alle anderen möglichen Ansätze nicht weitergeführt.

Es ist kaum verwunderlich, daß der Sender im Anschluß an ein solches Gespräch dann tatsächlich entnervt ist, was natürlich von dem Empfänger mit den großen „Beziehungsohren" dann als Bestätigung seiner Einschätzung erlebt wird.

Ein Empfänger, der für Beziehungsbotschaften besonders sensibel ist, vermeidet damit umgekehrt mitunter sachliche Auseinandersetzungen. Er beschäftigt den Sender mit scheinbarer Beziehungsklärung, so daß es unmöglich wird, ein Problem auf der Sachebene zu bearbeiten.

Erinnnern Sie sich noch an das Beispiel mit Frieda, Angelika und der Einmalunterlage? Hier wurde ein Konflikt von der Beziehungsebene auf die Sachebene verlagert. Nun geht es umgekehrt:

Praxisanleiterin Judith zu Auszubildendem Thomas:

Judith:	*„Wir werden heute gemeinsam mit Frau B. zum Einkaufen gehen."*
Thomas:	*„Immer soll ich mich um die Bewohner kümmern, die so anstrengend sind, damit die anderen in der Wohngruppe ihre Ruhe haben."*
Judith:	*„Ich glaube nicht, daß das so ganz fair ist ..."*

Schon ist Judith in die „Beziehungsfalle" getreten. Sie springt sofort auf die Reaktion von Thomas an, ohne zu prüfen, ob er vielleicht nur von der Aufgabe abzulenken versucht.

Bei aller Sensibilität, die in Kommunikationsprozessen für die Gefühle des anderen ganz sicher erforderlich ist, muß auch hier ein gesunder Mittelweg gefunden werden.

Beziehungsorientierung soll nicht zum Selbstzweck und damit zur Handlungsblockade werden.

4. Das „Appell-Ohr"

Das „Appell-Ohr" empfängt alle Signale, die als Aufforderung, Ratschlag, Handlungsanweisung oder Vorschrift gemeint sein könnten.

Natürlich entscheidet auch hier wieder allein der Empfänger darüber, was in diesem Ohr ankommt.

Empfänger mit einem besonders aktiven „Appell-Ohr" suchen in jeder beliebigen Botschaft nach versteckten Appellen (und finden sie auch). Oft genügt ein Blick oder eine Geste, um den Empfänger in Bewegung zu bringen.

Brigitte seufzt.	
X.:	*„Kann ich dir etwas abnehmen?"*

Brigitte:	*„Gibt es noch Kaffee?"*
X.:	*„Ich werde sofort neuen kochen."*

Brigitte:	*„Es ist heiß hier."*
X.:	*„Ich werde das Fenster öffnen."*

Brigitte:	*„Willst du heute mit mir ins Kino gehen?"*
X.:	*„Oh, ich werde Karla anrufen und das Essen verschieben."*

Selbstoffenbarungen, direkte Fragen oder scheinbar neutrale Sachinformationen landen zielgerichtet im „Appell-Ohr". Die Grenze der reinen Aufmerksamkeit und ehrlichen Hilfsbereitschaft ist in diesen Interaktionen überschritten. Reaktionen erfolgen lediglich auf die wahrgenommene „Appell-Botschaft".

Die sensiblen „Appell-Ohren" verhindern, daß der Empfänger bei sich selbst sein kann. Er verwendet seine Energie hauptsächlich für die Suche nach dem, was die anderen wohl von ihm wollen könnten.

Sich als Person einzubringen wird so vermieden. Der Sender erhält auf direkte Fragen keine klare Antwort.

Im letzten Beispiel bleibt es ungewiß, ob der Empfänger denn Lust hat, mit Brigitte ins Kino zu gehen. Klar ist lediglich, daß er sofort eine andere Verabredung verschiebt.

Er funktionalisiert sich selbst, wie er meint im Sinne des anderen – meist allerdings ohne sich dabei wirklich wohl zu fühlen.

Diese „Appell-Erwartungshaltung" macht ihn schwerhörig für die anderen Teile der Botschaft und setzt ihn unter Druck. Schließlich darf ihm kein Appell entgehen.

Mißverständnisse sind vorprogrammiert, denn der Empfänger glaubt genau zu wissen, was der Sender mit seiner Botschaft bezweckt, welcher Appell sich gerade dahinter verbirgt. Für ihn selbstverständlich regiert er auf diesen vermeintlichen Appell. Diese Dialoge sind oft für beide Beteiligten anstrengend und verlaufen im Sande.

Appellhörigkeit ist in der Regel ein Indiz für geringes Selbstbewußtsein.

Der Versuch, andere Menschen über besondere Zuvorkommenheit zu gewinnen, kann der Grund für dieses Verhalten sein.

Über mögliche Wirkungen von bewußt gesendeten Appellen beim Empfänger habe ich bereits in Kapitel 4.1 („Die vier Seiten einer Nachricht", Seite 30) berichtet.

4.2 Aktives Zuhören oder Die Sprache der Annahme

Die Merkmale der pädagogischen Grundhaltung – Kongruenz, Wertschätzung und Empathie – brauchen eine angemessene Ausdrucksform. Sie muß ...

- in Einklang stehen mit Ihrer inneren Haltung, d. h. sie muß kongruent sein.
- Ihre Partnerin annehmen und wertschätzen.
- Ihre Einfühlungsbereitschaft (Empathie) und Ihr Nähe-Angebot zum Ausdruck bringen.

Die Sprache der Annahme trägt zur Förderung von Entwicklung, Veränderung, kreativer Problemlösung und Selbstreflexion bei. Sie ist damit Hilfsmittel, um Wege in Selbstverantwortung und Unabhängigkeit zu ermöglichen.

Die Verantwortung zur Lösung eines Problems wird nicht abgenommen, aber Hilfe zur Selbsthilfe angeboten.

Beim Aktiven Zuhören kommt es zu einer direkten offensichtlichen Wechselwirkung zwischen den Kommunikationspartnerinnen.

Der Empfänger meldet dem Sender seine Wahrnehmungen zurück und fördert so die Klarheit im Kommunikationsprozeß.

Verwirrungen bei der Entschlüsselung von Botschaften können somit reduziert werden. Die Wahrnehmungen des Empfängers werden direkt bestätigt oder korrigiert.
Wie sieht das nun in der Praxis aus?

Dialog zwischen Katja (Auszubildende in der Krankenpflege, zur Zeit eingesetzt auf einer onkologischen Station) und Walburga (Lehrerin für Pflegeberufe):

Katja: *„Ich komme auf der Station XY nicht mehr zurecht. Kann ich nicht versetzt werden?“*

Walburga: *„Du hast Probleme auf dieser Station?“*

Katja: *„Ja, ich werde immer nur herumgeschickt und lerne nichts.“*

Walburga:	*„Du ärgerst dich darüber."*
Katja:	*„Nein, das ist es nicht. Ich weiß von Ute, daß es ihr auf Station XY sehr gut gefallen hat und sie vieles gezeigt bekam. Jetzt bin ich dort und niemand bemüht sich um mich."*
Walburga:	*„Fühlst du dich ungerecht behandelt?"*
Katja:	*„Ich weiß nicht. Manchmal denke ich, daß ich mir ganz umsonst so viel Mühe gebe. Alle sehen nur: ‚Die macht das schon.' Dabei fällt mir vieles so schrecklich schwer. Wenn ich zum Beispiel an Frau T. denke ... Sie ist noch so jung und voller Hoffnung, aber der Befund ..."* (Katja weint)

Sie alle wissen, wie schwierig es sein kann, zu dem Kern eines Problems vorzudringen. Allzuoft offenbaren sich lediglich die Symptome. Für Katja selbst kann dies durchaus ebenso undurchsichtig sein, wie für Walburga.
Ein verfrühter Lösungsversuch hätte das wahre Problem nicht an die Oberfläche dringen lassen – und damit Katja nicht wirklich helfen können.
Durch die unmittelbare Rückmeldung der Wahrnehmungen Walburgas wurde es möglich, Fehlinterpretationen direkt zu korrigieren.

Natürlich hätte Walburga bereits nach der ersten Botschaft von Katja in eine Diskussion über die Möglichkeit oder Unmöglichkeit des Stationswechsels einsteigen können. Schließlich enthielt Katjas Botschaft den offensichtlichen Appell *„Versetze mich"*.
Damit wäre der Dialog aber auf dem ersten Irrweg gelandet.

Walburgas Rückmeldungen *„Du ärgerst dich darüber."*, *„Fühlst du dich ungerecht behandelt?"* waren zwar nicht zutreffend, aber sie dienten der Klärung und verhinderten rechtzeitig die Weiterfahrt auf falschen Gleisen.
Die Rückmeldungen führten also zum entscheidenden Kern des Problems in Katjas letzter Aussage.

Ziel des Aktiven Zuhörens ist nicht in erster Linie die Problemlösung, sondern zunächst einmal die Analyse des Problems und der Situation.

Also in diesem Fall das Verständnis für Katja. Worum geht es ihr wirklich?

Natürlich können sich bereits während dieses Prozesses Lösungsideen ergeben und im Anschluß beraten werden. Manchmal genügt es aber durchaus, Gelegenheit zur Aussprache angeboten zu haben.
Zu Recht werden Sie jetzt vielleicht einwenden, daß dieser Dialog optimal gelaufen ist. Das geht natürlich auch anders. Manches Gespräch endet zumindest für den wohlmeinenden, aktiv zuhörenden Empfänger im Chaos. So kann aus einem zunächst kleinen Anliegen unvermittelt ein Berg von Unklarheiten und Verwirrungen wachsen. Möglicherweise wird der Empfänger auch plötzlich überflutet von dem gesamten Frust und Elend des Senders.

Oder aber er sieht sich tiefen emotionalen Ausbrüchen des Senders gegenüber, mit denen es dann umzugehen gilt.

„Wäre es nicht besser gewesen, schlafende Hunde nicht zu wecken?"
Das kann dann schnell der Gedanke sein.
Aber andererseits soll Aktives Zuhören ja gerade Tore öffnen.
Was tun in diesem Dilemma?
Hier ist gesunde Abgrenzung gefragt.

Gesunde Abgrenzung bedeutet, sich einfühlen in die Situation und das Erleben der anderen, aber gleichzeitig verhindern, daß diese Gefühle die eigenen werden.

Hilfen statt Regeln für die Aktiv-Zuhörende:

Versuchen Sie, für sich selbst und die von Ihnen mitgestalteten Kommunikationen diese Bedingungen zu berücksichtigen:

- Angebot der absoluten Vertraulichkeit
- Zeit lassen und Druck vermeiden, damit die andere in ihrem Tempo zum Kernthema kommen kann
- Vertrauen auf die Kraft und die Möglichkeiten der anderen, ihre Probleme selbst zu lösen
- Glaube an das Bedürfnis eines Menschen nach Selbstverwirklichung und sozialen Beziehungen
- ehrliche Bereitschaft zu Kongruenz, Wertschätzung und Empathie
- Glaube an die Realität und Wahrhafigkeit der Gefühle der anderen im Hier und Jetzt, aber auch die Akzeptanz ihrer Unbeständigkeit

Eine kleine Anmerkung zum Schluß:

Erinnern Sie sich an die vorausgegangenen Ausführungen zur Appellseite einer Botschaft (siehe Kapitel 4.1 „Die vier Seiten einer Nachricht“, Seite 30)?

Auch die Sprache der Annahme enthält Appelle, wenn auch versteckte:

- Öffne Dich!
- Vertraue mir!
- Vertraue auf Deine Stärke!

Es kann keine Botschaft geben, die wirklich ganz frei von Appellen ist.

4.3 ICH-Botschaften

ICH-Botschaften sind Ausdrucksform der Selbstoffenbarung. Sie vermitteln Gefühle, Wahrnehmungen, Erfahrungen, Einschätzungen oder Stimmungen des Senders.

Damit haben sie klaren subjektiven Charakter und sind mit der Person des Senders, sowie der aktuellen Situation unmittelbar verflochten.

Im vorangegangenen Kapitel habe ich Ihnen die Sprache der Annahme vorgestellt. Hier ging es darum, die Kommunikationspartnerin wirklich zu verstehen und sich ihrem Kernproblem durch Aktives Zuhören zu nähern.

Diese Kommunikationsform hat ihre Grenzen. Sie bezieht sich auf Situationen, in denen die Kommunikationspartnerin das Problem besitzt.

Aber es kann ja auch anders sein.

Zum Beispiel so:
Auszubildende Karin kommt zum wiederholten Male zu spät zu einer Verabredung mit Ihnen. Sie ist bester Stimmung und verliert kein Wort der Entschuldigung.

- Sie sind sauer.
- Sie ärgern sich über die Zeit, die Sie sich genommen haben.
- Sie haben keine Lust mehr, vielleicht noch einmal auf Karin warten zu müssen.
- Sie sind wütend über ihr Verhalten, dieses Zuspätkommen einfach zu ignorieren.
- Sie fühlen sich ausgenutzt.
- Sie können und wollen Karins Verhalten nicht akzeptieren, denn auch Sie haben Grenzen und Bedürfnisse.

Karin hat anscheinend kein Problem, aber Sie! – Was tun?

Aktives Zuhören hilft hier nicht weiter. Vielmehr müssen Sie Karin dazu bringen, Ihnen zuzuhören und gemeinsam eine Lösung IHRES Problems zu finden.

Wenn Sie das Problem besitzen, sind ICH-Botschaften die geeignete Ausdrucksform. („Problembesitz" mag zwar etwas seltsam klingen, ist aber ein gängiger Begriff in der Kommunikationspsychologie)

Wie sieht eine ICH-Botschaft aus?

Eine vollständige ICH-Botschaft besteht aus drei Teilen. Die Reihenfolge ist nicht entscheidend.

Verhalten + Gefühl + Wirkung

Beispiel:
Karin, wenn du zu spät kommst (1) und ich auf dich warten muß, bin ich ärgerlich (2) und habe in Zukunft keine Lust mehr, dir so viel Zeit zu widmen (3).

Diese Aussage nimmt konkret Bezug auf einen Aspekt von Karins **Verhalten** (1), nämlich den, der **Gefühl** (2) und **Wirkung** (3) nach sich zieht. Benannt wird das Gefühl, das durch Karins Verhalten bei Ihnen entsteht und die mögliche Wirkung. Karin als Person steht nicht im Zentrum der Kritik, sondern ausschließlich dieser eine konkret benannte Aspekt.

Weder ihr Verhalten insgesamt, noch sie als Person werden angeklagt oder beurteilt.

Anders bei einer DU-Botschaft:
Anklagen

- Immer kommst du zu spät.
- Du raubst mir die Zeit für andere Dinge.
- Du bist schuld, daß ich so ärgerlich bin.
- Wenn Du so oft zu spät kommst, scheinst du deine Ausbildung nicht sehr ernst zu nehmen.

Beurteilung der Person

- Du bist unzuverlässig.
- Du bist unverschämt.
- Wie soll das nur noch werden mit dir? (Du bist schlecht)
- Du enttäuschst mich.

Durch den bewußten Einsatz von ICH-Botschaften werden Appellinhalte einer Botschaft reduziert, sowie Anklagen und Vorwürfe vermieden. Hingegen bringt eine ICH-Botschaft die Betroffenheit des Senders unmittelbar zum Ausdruck. Sie verrät also etwas über den Sender und bringt so eine persönliche Komponente in den Dialog ein. Immer ist Sie auch ein Beziehungsangebot.

In dem Beispiel erfährt Karin, in welcher Form ihr Verhalten Sie berührt, wie Sie sich fühlen. Dies schafft zum einen Klarheit in der nachfolgenden Kommunikation, zum zweiten wird Karin die Chance gegeben, auf dieses Beziehungsangebot zu reagieren.

Vielleicht so:

- Das hatte ich nicht bedacht.
- Das möchte ich nicht.
- Aber die Arbeit mit Ihnen ist mir wichtig.
- Ich habe es nicht gewagt, mein Zuspätkommen anzusprechen.
- Ich dachte, vielleicht merken Sie es nicht.
- Sie lassen mich auch meistens warten.
- ...

Eine gute ICH-Botschaft enthält sich jeglicher Wertung. Allerdings ist die Verwendung des Wortes ICH allein noch keine Garantie für die Freiheit von Wertung oder Anklage. Gerade in emotional angespannten Situationen ist das Senden reiner ICH-Botschaften nicht immer ganz einfach. Hinter so mancher vermeintlichen ICH-Botschaft versteckt sich in Wahrheit eine DU-Botschaft.

Beispiele:

vermeintliche ICH-Botschaft	**versteckte DU-Botschaft**
Ich glaube kaum, daß du so deine Prüfung schaffen wirst.	*Du schaffst es nicht.*
Ich finde, du bist unzuverlässig.	*Du bist unzuverlässig.*
Wenn du Frau L. so behandelst, werde ich wütend und denke, es hat keinen Sinn mit dir.	*Du behandelst Frau L. schlecht. Du bist in dieser Ausbildung falsch.*
Wenn ich sehe, daß du das immer noch nicht kannst, frage ich mich, was ich denn jetzt noch für dich tun kann.	*Du bist ein hoffnungsloser Fall.*

Immer wenn eine ICH-Botschaft wertet, urteilt oder anklagt, versteckt sich dahinter eine DU-Botschaft.
Wie die Beispiele in der Tabelle zeigen, macht sich dies nicht allein am Inhalt, sondern ebenso an Wortwahl, Satzstellung oder Betonung fest.
Aber:
Selbst die allerschönste ICH-Botschaft kann ihre positive Wirkung verfehlen.

Damit ICH-Botschaften die empathische und konstruktive Kommunikation wirklich fördern können, müssen zwei grundlegende Bedingungen erfüllt sein:

1. Sie sind authentisch. Die Botschaften, die Sie senden entsprechen Ihrem wahren Empfinden. Der Mißbrauch von ICH-Botschaften als reine kommunikationstechnische Taktik wird Sie in der Gestaltung der Beziehung wahrscheinlich nicht weiterbringen.
2. Auch die Auszubildende muß ein Interesse an einer konstruktiven Beziehung mit Ihnen haben. Wenn es ihr egal ist, wie Sie sich fühlen oder noch schlimmer, sie sich vielleicht darüber freut, Ihnen „eins ausgewischt" zu haben, kann auch die ehrlichste ICH-Botschaft nicht effektiv sein. Zum Glück ist diese elementare Beziehungsstörung, zumindest in der Berufsausbildung, eher selten.

4.4 Barrieren

Barrieren tauchen vorzugsweise in schwierigen und gespannten Gesprächssituationen auf. Sie greifen destruktiv in das Geschehen ein und verlangsamen, blockieren oder verhindern den Kommunikationsprozeß.

Barrieren können ausgesprochen vielseitig sein. Hier werden nur einige tyische Verhaltensweisen beschrieben, die Ihnen allen bestens bekannt sein werden.
Vielleicht prüfen Sie sich einmal selbst, was Ihre ganz persönliche „Lieblingsbarriere" ist.

Bagatellisieren / beruhigen / trösten

- Das schaffst du schon.
- Aber das ist doch nicht schlimm.
- Das kann doch jedem passieren.
- Morgen sieht das alles ganz anders aus.

Probleme und Gefühle der anderen werden nicht ernst genommen. Ihre Wahrnehmungen und Empfindungen als Täuschung dargestellt.

Falsche Empathie zeigen / bemitleiden / sich identifizieren

- Das ist mir früher auch so gegangen.
- Oh, du Arme. In dieser Situation hätte ich mich ebenso gefühlt.

Es mag zwar wohltuend sein, zu erfahren, daß sich jemand in das Problem oder die Situation derart einfühlen kann, hilfreich ist es aber kaum. Vielmehr birgt es die Gefahr der Vermischung eigener Emotionen mit denen der anderen. Der damit einhergehende Distanzverlust verhindert dann wirkliche Empathie. (vgl. Kapitel 3.2 „Der pädagogische Auftrag“, Seite 18)

Zustimmen / loben / schmeicheln

- Das denke ich auch.
- Du schätzt doch sonst solche Situationen auch richtig ein.
- Wie du das heute geschafft hast, ist bewundernswert.

Auch diese Aussagen sind im ersten Moment wohltuend. Aber sie sind gleichzeitig auch wertend im Sinne des Senders. Motivation und Eigeninitiative wird reduziert und durch Abhängigkeit von äußeren Antrieben ersetzt. Im umgekehrten Fall wird das Ausbleiben von Lob mitunter als Mißbilligung interpretiert. Allerdings kann es gerade in einer Lernbeziehung durchaus Situationen geben, in denen Lob und Zustimmung angemessen und förderlich sind – vielleicht sogar als „Türöffner“ wirken. Ein für alle Lebenslagen passendes Rezept gibt es hier sicher auch nicht.

Ablenken / aufheitern

- Laß uns erst mal zum Essen gehen.
- Jetzt ist nicht der richtige Moment für so ein ernstes Thema.
- Was hat denn Frau X. dazu gemeint?

Auch diese Reaktionen sprechen mitunter die Sprache der Nicht-Annahme. Wobei hier natürlich auch wieder einschränkend gelten muß, daß es manchmal sehr passend sein kann, ein Gespräch zu verschieben (bei verbindlichem Termin!) oder erst einmal vordergründige Bedürfnisse (wie z. B. Hunger) zu befriedigen. Entscheidend ist letztlich die Intention des Senders, die hinter diesen Aussagen steht.

Raten / analysieren / interpretieren / diagnostizieren

- Es könnte doch sein, daß …
- Sie wollen mich doch nur beeindrucken.
- Du schleppst wohl noch eine Menge Unverarbeitetes aus deiner Kindheit mit dir herum.

Diese Botschaften sind Ausdruck der Profilierungssucht des Senders. Sie bewegen sich (wenn überhaupt davon die Rede sein kann) auf der intellektuellen Ebene. Mit emotionaler Annahme der anderen haben sie nichts gemeinsam. Im Gegenteil, sie erniedrigen die Kommunikationspartnerin und bezweifeln deren Fähigkeiten und Engagement.

Vorschläge, Tips oder Lösungen geben / belehren

- Du solltest einmal ...
- Nach meiner Erfahrung könnten sie dann ...
- Wenn du mich fragst, ist es am besten ...
- In einem solchen Fall bietet sich immer ...
- Du mußt diplomatischer sein.

Vergleiche auch Kapitel 4.1 („Die vier Seiten einer Nachricht", Seite 30) zur Ineffektivität solcher Ratschläge oder Appelle.

Fragen / Forschen / Sondieren

- Warum hast du das so gemacht?
- Warum hattest du dieses Gefühl?
- Wie bist du vorgegangen?
- Was hat das ausgelöst?

Wohldosierte Fragen können durchaus sinnvoll sein zum Verständnis eines Sachverhaltes. Häufig aber dienen sie der Ablenkung vom eigentlichen Thema oder wirken lähmend, indem sie Gründe, Ursachen oder Absichten erforschen wollen (insbesondere Warum-Fragen).

Verurteilen / widersprechen / beschuldigen / moralisieren

- Das hättest du doch wissen müssen ...
- Es ist ihre Pflicht ...
- In unserem Beruf wird von uns erwartet ...

Warnen / ermahnen / drohen und Prophezeihungen aussprechen

- So kann das nicht mehr weitergehen mit dir.
- Als examinierte Pflegekraft kannst du dir so etwas nicht mehr erlauben.
- Wenn du auch im nächsten Jahr so wenig lernen wirst, kannst du das Examen nicht bestehen.

Drohungen machen Angst. Der Blick in die Zukunft ist voller Pessimismus. Solche Botschaften ersticken jeden konstruktiven Ansatz im Keim. Nicht die Frage, *„wie geht es weiter?"* bestimmt das Geschehen, sondern es dominiert die Feststellung, *„es hat ja doch keinen Sinn"*.

Beschimpfen / Vorwürfe machen / lächerlich machen

- Wie konntest du nur ...
- Das hätte ich nicht von dir erwartet.
- Unglaublich, es scheint fast so, als haben sie noch nie etwas davon gehört.
- Das darf doch nicht wahr sein!

In diese Kategorie gehören auch die im vorangegangenen Kapitel (siehe Kapitel 4.3 „ICH-Botschaften", Seite 48) behandelten DU-Botschaften mit ihrem wertenden, urteilenden Charakter.

Befehlen / Anordnen

- Ich erwarte von dir ...
- Du nimmst dir jetzt bitte ...
- Bis Montag hast du dann aber endlich ...
- Höre auf, so zu reden.

An eines möchte ich hier unbedingt noch einmal erinnern:
Alle Ausführungen zur Gesprächsführung sind bestenfalls Anregungen, Impulse, vielleicht auch punktuelle Hilfen zur Analyse und Strukturierung von Kommunikationsprozessen.
Keinesfalls aber dogmatische Regeln oder Gesetze!

4.5 Türöffner

Vielleicht fragen Sie sich jetzt, was Sie denn überhaupt noch sagen dürfen.

Doch lassen Sie sich von so vielen Kommunikationsbarrieren nicht entmutigen. Es gibt natürlich auch Signale und Impulse zum konstruktiven Anfang und zur Gestalung von Gesprächen – die Türöffner.

1. Signale der Wahrnehmung

Damit andere Ihre Gesprächsbereitschaft erkennen können, ist es zunächst wichtig, die Partnerin wahrzunehmen und dies deutlich zum Ausdruck zu bringen.

Vielleicht mag es banal klingen, aber es ist unerläßlich, eine Form der Begrüßung zu finden.

Ganz sicher kennen auch Sie das Gefühl, ungelegen zu kommen, eine angeregte Unterhaltung zu stören oder trotz vereinbartem Termin auf ein Gegenüber zu treffen, das offensichtlich total gestreßt ist.

Wenn Sie dann ein kleines Signal des Wahrgenommen-Werdens erfahren, ist der Situation die Unsicherheit und Spannung genommen.

Signale des „Wahrgenommen-Werdens“ können ein freundlicher Blick, ein Lächeln oder Zunicken, sowie das Anbieten einer Sitzgelegenheit sein. Diese Botschaften können die gleiche Wirkung haben, wie eine verbale Begrüßung. Entscheidend ist, das Gefühl zu vermitteln

- Ich bin bereit,
- Du bist mir wichtig.

Sollte es einmal notwendig sein, einen Termin abzusagen, so tun Sie dies rechtzeitig. Begründen Sie diese Notwendigkeit und bieten Sie sofort einen Ersatztermin an. Ihre Kommunikationspartnerin wird dann sicher Verständnis haben und sich nicht abgewiesen oder hingehalten fühlen – vorausgesetzt natürlich, diese Verschiebung kommt nicht mehrmals hintereinander vor.

Wenn Sie Ihre Gesprächspartnerin tatsächlich einmal warten lassen müssen, begrüßen Sie sie dennoch zur vereinbarten Zeit (wenn irgend möglich) und teilen sie mit, wie lange sich der Termin etwa verzögern wird.

Zu Beginn des Gespräches sollten Sie sich dann entschuldigen und die Verzögerung kurz erklären.

Jemand, der wartend auf dem Flur sitzt oder in seiner Weiterarbeit von Ihnen abhängig ist, wird sich bei Unpünktlichkeit oder Unzuverlässigkeit Ihrerseits nicht wichtig genommen fühlen.

2. Ermutigung

Es kann Situationen geben, in denen Sie den Eindruck haben, es „umschleicht“ Sie jemand. Hier kann ein offenes Signal der Wahrnehmung (Blickkontakt, Begrüßung o. a.) mitunter ausreichen, ein Gespräch zu eröffnen.

Aber es kann auch manchmal angebracht sein, ein direktes Gesprächsangebot zu machen.

Vielleicht so:

- Gibt es etwas, worüber du mit mir sprechen möchtest?
- Ich habe den Eindruck, du möchtest mit mir reden.

Direkte Ermutigungen können insbesondere zu Beginn eines Gespräches hilfreich sein.

Ermutigungen haben nichts mit Drängeln oder Ausfragen zu tun. Die Grenzen werden klar von der Kommunikationspartnerin bestimmt und müssen respektiert werden.

Zum Abbau bestehender Unsicherheiten ist die Zusicherung der Verschwiegenheit hilfreich und notwendig. Diese muß dann allerdings auch unter allen Umständen eingehalten werden!

Wenn Ihre Kommunikationspartnerin nicht selbst das Gespräch eröffnet, kann dies etwas erleichtert werden:

- Sie wollen mit mir sprechen?
- Sie hatten angekündigt, heute mit mir über ... sprechen zu wollen.
- Wir hatten vereinbart, daß ...

Diese Einladungen sollten aber keinesfalls Einschätzungen, Interpretationen oder auch ein Mehr dessen enthalten, was sie schon von der Gesprächspartnerin direkt erfahren haben.
Sie lenken sonst das Gespräch möglicherweise von Anfang an in ein falsches Gleis.

Eine generelle Ermutigung ist es, Vertrauensvorschuß zu geben. Diese Vorleistung von Ihrer Seite wertet ihre Gesprächspartnerin auf und bietet eine Kommunikationsebene an, die Selbstoffenbarungsbotschaften mit einbezieht (vgl. Kapitel 4.1 „Die vier Seiten einer Nachricht", Seite 30). Wenn Sie selbst in angemessener Form ICH-Botschaften einbringen, regt dies unmittelbar Ihre Gesprächspartnerin zu gleichem an.

Gegebenenfalls läßt sich durch wohldosiertes Fragen etwas nachhelfen. Indem Sie nach der persönlichen Betroffenheit, dem Erleben fragen, erreichen Sie als Antwort eine ICH-Botschaft.

- Wie hast du in dieser Situation reagiert?
- Wie fühlst du dich dabei?
- Was empfindest du bei der Pflege von Frau L.?
- Wie sind deine Pläne für die Bewältigung dieser Aufgabe?

Aber auch an dieser Stelle ist große Vorsicht angebracht.
Allzu direktes, eindringendes Fragen kann Widerstände hervorrufen. Fragen nach der Vergangenheit oder dem „Warum" haben schnell analysierenden Charakter.

Der personenzentrierte Gesprächsführungsansatz geht generell sehr sparsam mit Fragen um, denn in jeder Frage steckt eine Antwort, die womöglich die Offenheit eines Dialoges reduziert und Richtungen vorgibt.

3. Signale der Aufmerksamkeit

Auch während des Gesprächsverlaufes soll Ihre Gesprächspartnerin Ihre ungeteilte Aufmerksamkeit spüren.

Blickkontakt, offene zugewandte Körperhaltung, bewegte Mimik, Nicken oder knappe bestätigende Äußerungen drücken Ihr Dabei-Sein aus.

Schweigen können ist ein wesentliches Merkmal des Zuhörens. Nur wenn Sie schweigen, geben Sie Ihrer Kommunikationspartnerin Raum, sich zu äußern. Ausschweifende Monologe sind keine Hilfe. Schweigen aushalten können ist keine leichte Aufgabe, zahlt sich aber aus. Versuchen Sie deshalb, Ihre Beiträge so selten und so kurz als irgend möglich einzubringen.

Wenn Schweigen belastend oder peinlich wird, greifen Sie auf eine ermutigende Aussage zurück oder sprechen Sie das Schweigen direkt an. Vermeiden Sie aber unbedingt, in diesen Situationen ihre Meinung oder Einschätzung vorzutragen, denn damit ist das Schweigen zwar beendet – das partnerzentrierte Gespräch allerdings auch.

<u>Einzige Ausnahme:</u>

Wenn Sie direkt nach Ihrer Meinung gefragt werden, sollten Sie natürlich antworten – das dann aber möglichst knapp und undogmatisch. Verwenden Sie ICH-Botschaften, um deutlich zu machen, daß Sie keine allgemeingültigen Sachverhalte schildern, sondern Ihre Ansicht erläutern, die neben vielen anderen Bestand hat.

Einen ganz entscheidenden Türöffner habe ich Ihnen bereits in Kapitel 4.2 („Aktives Zuhören oder Die Sprache der Annahme“, Seite 45) vorgestellt – das Aktive Zuhören oder die Sprache der Annahme.

Alle hier beschriebenen Hilfen sind dazu geeignet, Gespräche auf der Basis des Aktiven Zuhörens zu führen oder dorthin zurückzubringen.

5. Didaktische Möglichkeiten in der praktischen Ausbildung

Für die Ausbildung in den Pflegeberufen gilt:
Der Lernort Schule vermittelt die theoretischen Anteile der Ausbildung, während im Lernort Praxis das Erleben und Einüben konkreten Pflegehandelns im Vordergrund steht.

Sie alle kennen die Probleme, die sich aus dieser Aufteilung ergeben. Es treffen unterschiedliche Interessen aufeinander, von deren Koordination die Qualität der praktischen Ausbildung maßgeblich abhängt.

Der pädagogischen Anspruchshaltung der Lehrenden steht das ökonomische Interesse an der Arbeitskraft der Auszubildenden gegenüber, das allzuoft die Ressourcen für die Ausbildung beschränkt.

Andererseits aber bietet der Lernort Praxis aus didaktischer und lernpsychologischer Sicht beste Voraussetzungen für „begreifendes" Lernen.

Handlungsorientierung im Lernprozeß gilt als eine der effektivsten Methoden zum Erhalt von Wissen und Erwerb von Handlungskompetenz.

Es ist nicht nötig, viele Worte zu verlieren. Sicher haben Sie längst alle selbst erfahren, wie gewinnbringend das „Lernen mit Kopf und Hand" im Gegensatz zu reiner Kopfarbeit sein kann.

Nur im Lernort Praxis ist es möglich, kognitiv erarbeitete Sachkenntnis in konkretes Handeln umzusetzen und umgekehrt aus der Perspektive des pflegerischen Tuns Zugriffsmöglichkeiten auf theoretisch Gelerntes zu fördern.

Damit werden Lerninhalte gefestigt, verfügbar gemacht und durch Handlungserfahrung erweitert. Zwangsläufig entwickeln sich neue, tiefergehende Fragen, deren Klärung die Erweiterung des theoretischen Wissens notwendig macht.

Theorie und Praxis bilden so eine Synthese, die den Erwerb von pflegerischer Kompetenz überhaupt erst möglich macht.

Das Arbeitshandeln in Pflegesituationen ist komplex und erfordert Flexibilität und Kreativität, sowie die Fähigkeit, aktuelle Prioritäten zu setzen.

Damit bietet die Pflegepraxis eine Fülle unterschiedlicher Lernmöglichkeiten. Sie zu erkennen und zu nutzen ist Aufgabe der Praxisanleiterin (siehe auch Kapitel 7.2.4 „Didaktische Entscheidungen“, Seite 135).

5.1 Klarheit in der Rollenverteilung

Unabhängig davon, wie Sie die Anleitungssituation zu gestalten gedenken, ist es von entscheidender Wichtigkeit, Ihre Rolle zu definieren.

Konkret:

- Welche Aufgaben übernehmen Sie als Praxisanleiterin in der Anleitung?
- Was sind die Aufgaben der Auszubildenden?
- Wann werden Sie unterstützend eingreifen?
- Gibt es Abschnitte im pflegerischen Handeln, bei denen Sie die Führung übernehmen oder aber, die Sie gemeinsam mit der Auszubildenden ausführen?
- Welche sind das?
- Was erwartet die Auszubildende von Ihnen?
- Wozu sind Sie bereit?
- Was erwarten Sie von der Auszubildenden?
- Wozu fühlt sie sich in der Lage?

In Planung und Vorgespräch mit der / den Auszubildenden wird die jeweilige Rolle der Praxisanleiterin während der Durchführung der Anleitung besprochen und festgelegt.

Für die Arbeit mit Lerngruppen gilt dies gleichermaßen. Jedem Mitglied der Gruppe soll klar sein, welche Aufgabe es übernehmen wird

Diese Klärung ist sehr wichtig, um Unsicherheiten im Anleitungsprozeß zu reduzieren.

Auszubildende können durch das unerwartete Eingreifen der Praxisanleiterin (*Was habe ich jetzt falsch gemacht?*) ebenso verunsichert sein, wie bei dem Nichteingreifen (*Warum hilft sie mir denn nicht?*).

Wahrnehmung und Reaktion der Auszubildenden haben nichts mit den Motiven der Praxisanleiterin zu tun!

Ein Beispiel:

Praxisanleiterin B. hat mit Auszubildendem Fred eine Ganzwaschung des Herrn X im Bett geplant.

Fred ist bereits im dritten Ausbildungsjahr und möchte lediglich noch einmal demonstrieren und sich damit selbst bestätigen, daß er diese Pflegehandlung fachgerecht ausführen kann.

Praxisanleiterin B. hat mit ihm vereinbart, als Beobachterin ihre Eindrücke zu notieren und anschließend zu reflektieren.

Während der Durchführung nun springt B. auf, eilt zum Bett des Herrn X und hilft beim Drehen.

Dieser Eingriff erfolgte aus edlen Motiven (damit Fred sich nicht so sehr anstrengen muß, damit er noch eine Hand frei hat, damit Herr X sich vielleicht sicherer fühlt), aber diese Gedanken stehen B. nicht im Gesicht geschrieben.

Auf Fred kann ihr Handeln ganz anders wirken (*Glaubt sie, ich schaffe das nicht allein? Was habe ich nicht beachtet?*).

Da lange erklärende Ausführungen im Patientenzimmer natürlich nicht angebracht sind, ist es sinnvoller, bereits vorab Regelungen zu treffen, die solche oder andere Verunsicherungen vermeiden helfen.

Die Festlegung auf eine bestimmte Rolle der Praxisanleiterin ist ebenso eine didaktische Entscheidung wie die daraus abzuleitende Aufgabenstellung der Auszubildenden.

Mit dem Fortschreiten der Ausbildung werden die Anforderungen zunehmend komplexer und das Ausmaß der Selbständigkeit der Auszubildenden im pflegerischen Handeln sollte parallel dazu stetig ansteigen.

Um diese Entwicklung zu ermöglichen, muß die Praxisanleiterin die Übernahme von Verantwortung und Entscheidungsbefugnis in immer größer werdenen Schritten auf die Auszubildende übertragen. Dies ist wesentlicher Bestandteil ihres pädagogischen Auftrages.

In der Konsequenz verändert sich zwangsläufig die didaktische Gestaltung der Anleitungssituationen und damit unlösbar verknüpft ihre Rolle im Anleitungsprozeß.

Je mehr Autonomie von der Auszubildenden erwartet wird, desto konsequenter muß sich die Praxisanleiterin in der Rolle der Beobachterin und Beraterin sehen.

Demonstrieren, Miteinander Tun, Beobachten und Beraten sind mögliche Rollen der Praxisanleiterin – drei Etappen auf dem Weg zu eigenständigem, kompetentem Handeln der Auszubildenden.

Die Auszubildende übernimmt analog den jeweils ergänzenden Part:

Rolle Praxisanleiterin	Rolle Auszubildende
Demonstrieren	Beobachten und Fragen
Miteinander Tun	Miteinander Tun
Beobachten und Beraten	Demonstrieren

Rollen der Praxisanleiterin

Hier einige Beispiele zur Erläuterung:

Demonstrieren

Die Praxisanleiterin A. führt die Technik des Einmalkatheterisierens einer Patientin vor. Auszubildende Karin beobachtet den Vorgang ohne selbst einzugreifen.

In dieser Rolle ist die Praxisanleiterin die aktiv Handelnde. Es empfiehlt sich, im Vorgespräch mit der Auszubildenden den Ablauf der Pflegehandlung und ggf. besonders wichtige Aspekte zu besprechen – es läßt sich dann effektiver und gezielter beobachten. Fragen während des Verlaufes stellen sich eher und lassen sich anschließend im Nachgespräch erörtern.

Manchmal ist es hilfreich, gemeinsam Kriterien (oder auch Schwerpunkte) der Beobachtung zu vereinbaren. Dies gilt insbesondere für komplexere Pflegehandlungen oder auch für Auszubildende, die am Beginn der Ausbildung stehen.

Kriterien helfen, bewußt selektiv zu beobachten. Nicht die Menge dessen, was wahrgenommen wird ist entscheidend, sondern die Intensität. Qualität geht vor Quantität.

Mögliche Kriterien könnten sein:

- Arbeitsablauf (bei bestimmten Pflegetechniken)
- Hygienemaßnahmen
- Interaktion mit dem Patienten
- körperliche Reaktionen des Patienten
- Ressourcen bei der Körperpflege
- Mobilisationsmöglichkeiten
- Lagerungstechniken
- und vieles andere

Geeignet ist diese Art der Anleitung für

- Lernende am Beginn der Ausbildung
- Einführung in neue Pflegetechniken
- bei Unsicherheiten der Auszubildenden
- auf Wunsch der Auszubildenden
- zur Wiederholung bei aufgetretenen Defiziten

Erklärungen während der Durchführung sind in der Regel mit Rücksicht auf den Patienten zu unterlassen (natürlich kann es auch hier Ausnahmen geben).

Vorsicht! Achten Sie unbedingt darauf, bei dieser Art der Anleitung die Auszubildende nicht unvorbereitet in die Pflegehandlung einzubeziehen („*Kannst du bitte mal eben ...*").

Zum einen wird der Auszubildenden so die beobachtende Rolle genommen zum anderen aber – und das ist viel entscheidender – die Vereinbarung von Ihrer Seite gebrochen.

Sie starten so einen „Überraschungsangriff", der womöglich Vertrauen zerstört und vielleicht Streß durch Überforderung hervorruft – sicher aber Unsicherheiten im Hinblick auf die nächste Anleitung hinterläßt.

Miteinander Tun

Praxisanleiterin B. und Karin werden gemeinsam eine Patientin einmalkatheterisieren. Karin bereitet die Materialien vor, lagert die Patientin und übernimmt die Hautdesinfektion.

B. klärt die Patientin auf, führt die sterilen Arbeiten aus, nimmt eine Urinprobe ab und entsorgt im Anschluß gemeinsam mit K. die verwendenten Utensilien.

Hier sind in der Planung klare Absprachen zur Aufgabenteilung unerläßlich. Vergewissern Sie sich, daß sich die Auszubildende die übertragenen Arbeiten auch wirklich zutraut.

Es nutzt wenig, wenn Sie ihr die Aufgaben ausschließlich nach ihrem eigenen Ermessen zuteilen, um dann in der Durchführung eingreifen zu müssen. Dies schafft unnötige Frustrationen beiderseits.

Ebenso konkret sollte Ihr eigener Beitrag als Praxisanleiterin vereinbart werden. Ohne offensichtlichen Grund sollten Sie von diesen Vereinbarungen nicht abweichen.

Dennoch ist es wichtig, im Vorfeld „Hilfssignale“ festzulegen, mit denen die Auszubildende ihre Unterstützung einholen kann, ohne sich vor dem Patienten bloßgestellt zu fühlen.

Diese Absicherung für den Notfall ist immer sinnvoll (näheres dazu auf Seite 65).

Ein großer Vorteil des Miteinander Tuns liegt in der Möglichkeit, die Anteile der Auszubildenden stufenweise zu erhöhen und sie damit gezielt immer komplexer werdende Aufgaben selbständig übernehmen zu lassen – bis hin zur Leitung in der Durchführung der Pflegehandlung und die Delegation von Hilfstätigkeiten an die Praxisanleiterin.

Interessant (und in der Tat lehrreich) kann es für die Auszubildende sein, über die gemeinsame Arbeit die Praxisanleiterin einmal aus einer anderen Perspektive zu erfahren – nämlich als ganz „normalen“ Menschen, keineswegs allwissend, sondern mit Unsicherheiten und persönlichen Grenzen.

Geeignet ist diese Art der Anleitung uneingeschränkt für alle Auszubildenden – vorausgesetzt die Aufgabenteilung orientiert sich an dem aktuellen Lernstand und den tatsächlich verfügbaren Fertigkeiten.

Beobachten und Beraten

Karin führt selbständig die komplette Pflegehandlung des Einmalkatheterisierens einer Patientin aus.

B. greift nicht in den Ablauf der Tätigkeit ein, sondern beobachtet Karins Arbeiten und gibt im Anschluß Rückmeldung und Beratung.

In der Vorbereitung muß deutlich gemacht werden, daß Sie als Praxisanleiterin nicht in das Geschehen eingreifen werden.

Allerdings sollten auch bei dieser Art der Anleitung ebenso wie bei dem Miteinander Tun unbedingt „Hilfssignale“ vereinbart werden.

Lassen Sie sich im Vorgespräch von der Auszubildenden erläutern, wie sie ihre Arbeit geplant hat. Bei umfassenderen Pflegesituationen, die über eine rein technische Verrichtung hinausgehen, hören sie sich an, was die Auszubildende über den Patienten zu berichten hat und in welcher Form sie ihr Handeln auf seine besondere Situation einstellen wird.

Fordern Sie immer wieder Begründungen, fragen Sie ggf. gezielt nach Problemen und Ressourcen des Patienten im Hinblick auf die zu verrichtende Pflegehandlung. Nur so können Sie den Begriff der Pflegeplanung mit Leben füllen und die Auszubildenden immer wieder zum Nachdenken anregen.

Keineswegs müssen Sie an dieser Stelle mit guten Ratschlägen aufwarten können, vor allem dann nicht, wenn Sie nicht danach gefragt werden. Ihre Aufgabe ist es vielmehr, durch gezieltes Nachfragen, Fähigkeiten, wie systematisches Denken, geplantes Handeln und das Setzen sinnvoller Prioritäten bei der Auszubildenden zu fördern.

Wenn Sie sich die Zeit für ein solches Vorgespräch genommen haben, werden Sie im Nachgespräch sicher einige interessante Fragen zu beraten haben.

Vielleicht hat sich die Auszubildende bei der Durchführung der Pflegemaßnahme keineswegs sicher erlebt, obwohl es ihr nicht schwer fiel, die ablauforganisatorischen Schritte im Vorgespräch darzulegen? Warum?

Möglicherweise teilen Sie nicht die Einschätzung der Auszubildenden bezüglich der Ressourcen des Patienten?

Oder aber Sie haben vielleicht ergänzende Ideen zur Mobilisation?

Im Nachgespräch lassen sich diese oder andere Fragen in Bezug zu der vorangestellten Planung und der erlebten Durchführung zielgerichtet und konstruktiv erörtern. Der Lerneffekt einer solchen Anleitung geht also weit über das Üben einer Pflegetechnik hinaus. Er umfaßt die zielorientierte, begründete Planung einer Maßnahme und die Reflexion des Geschehens, sowie damit verbunden, wenn erforderlich, die Veränderung der Art der pflegerischen Intervention bei diesem Patienten.

Für die Beobachtung durch die Praxisanleiterin ist es auch hier mitunter sinnvoll, Kriterien zu vereinbaren, besonders bei komplexen Pflegehandlungen und Prüfungssituationen.

Diese Art der Rollenverteilung bietet sich für Auszubildende an, die in einer speziellen pflegerischen Tätigkeit theoretisch informiert sind, ihre Ausführung beobachten konnten und bereits in Teilen übernommen haben.

Auszubildende mit fortgeschrittenem Lernstand können entsprechend komplexere Pflegehandlungen ausführen.

Diese Form der Anleitung dient auch der Prüfungsvorbereitung.

Vielleicht ist es für Sie hilfreich, sich während der Durchführung Notizen zu machen (in Prüfungssituationen zwingend notwendig). Teilen Sie dies der Auszubildenden unbedingt mit – es verunsichert, wenn jemand plötzlich Stift und Papier hervorholt und mitschreibt:

- *„Jetzt muß aber etwas Schlimmes passiert sein, wenn sie sich sogar Notizen macht.“*
- *„Warum schreibt sie nur so viel auf?“*
- *„Das Blatt ist noch immer unbeschrieben – was bedeutet das nur?“*
- *„Jetzt werde ich doch beurteilt wegen der Probezeit und sie schreibt die Meldung an die Schule.“*

Diese und andere unnötige Irritationen lassen sich vermeiden, wenn Sie Ihr Handeln vorab erläutern.

Es wird jede Auszubildende verstehen, wenn Sie z. B. erklären, sich so besser auf das Geschehen konzentrieren zu können, sicher sein wollen, im Nachgespräch nichts zu vergessen oder aber verpflichtet sind, ein Protokoll zu schreiben (Prüfung).

Spontane Veränderung der vereinbarten Rollen können in Ausnahmefällen notwendig werden. Drei solcher Ausnahmefälle seien hier genannt:

1. Notsignal

Der bereits erwähnte „Hilferuf“ der Auszubildenden während der Durchführung einer Pflegehandlung sollte selbstverständlich von Ihnen wahrgenommen werden und Ihre Unterstützung zur Folge haben. Dies bedeutet keineswegs, der Auszubildenden alles aus der Hand zu nehmen, sondern vielmehr eine wohldosierte Intervention mit dem Ziel, die Auszubildende im Folgenden wieder selbständig weiterarbeiten zu lassen.

Beispiel:

> Auszubildene M. verbindet den Fuß des Herrn A. Während der Maßnahme fragt Herr A. ganz verzweifelt, wer das denn zu Hause nach seiner Entlassung machen solle. Er habe doch niemanden.
>
> M. schweigt und blickt ihre Praxisanleiterin U. hilfesuchend an.

Hier kann es z. B. sinnvoll sein, wenn U. das Gespräch mit Herrn A. aufnimmt, während M. weiter den Fuß versorgt.

2. Veränderte Pflegesituation

> Sie haben die praktische Anleitung inklusive der didaktisch sinnvollen Rollenverteilung umfassend geplant und stehen nun im Zimmer des Herrn B., der nicht im geringsten damit einverstanden ist, ein Vollbad zu nehmen. Auszubildender C. erinnert ihn freundlich daran, daß er sich dies gestern gewünscht habe und nun alles vorbereitet sei.
>
> Aber Herr B. läßt sich nicht beirren. Das warme Wasser mache ihn zu müde und schade seinem Kreislauf, außerdem könne er sich erkälten. Es hilft alles nichts, er besteht darauf, am Waschbecken gewaschen zu werden.

Sie stehen also gemeinsam mit Auszubildendem C. vor einer veränderten Pflegesituation. Vielleicht hatten Sie geplant, Herrn B. gemeinsam zu baden. Das Waschen am Waschbecken aber hat C. schon mehrfach selbständig durchgeführt, so daß Ihre Mitarbeit nicht erforderlich (eher vielleicht hinderlich) ist. In diesem Fall ist dann eine veränderte Rollenverteilung angesagt (Praxisanleiterin als Beobachterin und Beraterin, C. als Handelnder / Demonstrierender).

Veränderte Pflegesituationen, die andere als die geplanten Maßnahmen erfordern, können sich natürlich auch unmittelbar aus dem aktuellen Befinden des Patienten ergeben. Bei Änderung der geplanten und vorbereiteten Pflegehandlung sollte immer kurz über die Rollenverteilung nachgedacht werden und ggf. neue Absprachen getroffen werden.

3. Gefährdung

Nicht lange zu zögern ist bei einer offensichtlichen Gefährdung des Patienten oder Bewohners. Hier müssen Sie selbstverständlich sofort eingreifen.

Sie sollten allerdings zu unterscheiden wissen, ob es sich wirklich um eine Gefährdung handelt oder lediglich um eine Art der Ausführung von Pflege, die Sie vielleicht anders machen würden!

Die Frage nach dem WIE.

Gestalten Sie Ihr Eingreifen grundsätzlich diplomatisch, auch wenn die Situation noch so verfahren scheint. Ein Bloßstellen der Auszubildenden ist unbedingt zu vermeiden. Es wäre schade, wenn aufgrund Ihres Einsatzes die pädagogische Beziehung an Vertrauen verliert. Ihre mögliche Enttäuschung, Wut oder Frustration haben hier noch keinen Platz – vielleicht im Nachgespräch.

Die Bloßstellung der Auszubildenden vor dem Patienten / Bewohner oder auch anderen Kolleginnen soll unbedingt vermieden werden.

Beispiele:

so nicht!	diplomatische Formen
Laß das!	*Moment, ich werde dir helfen.*
Jetzt hast du den Katheter unsteril gemacht. Das kann schlimme Infektionen geben.	*Bitte lege diesen Katheter beiseite und hole einen neuen. Ich werde dir dann helfen.*
Vorsicht, Frau S. fällt gleich aus dem Bett!	(Schweigen, hingehen und die Patientin absichern)
(Nach „Hilferuf" der Auszubildenden) *Nein Beate, darüber haben wir schon so oft gesprochen. Jetzt sieh zu, wie du da wieder herauskommst.*	*Möchtest du meine Hilfe?*

Vergessen Sie nicht, daß der Patient derjenige ist, mit dem gerade etwas schief zu laufen droht oder gar schon läuft.

Auch (oder gerade) bei der Durchführung von praktischen Anleitungen hat er ein Recht auf fachgerechte Pflege!
Wie hilflos und ausgeliefert aber muß er sich fühlen bei Aussagen wie denen im linken Teil der Tabelle?

5.2 Didaktische Modelle

Es zeichnet eine Praxisanleiterin aus, ihren Blick für das Erkennen potentieller Lernsituationen zu schärfen und diese entsprechend den aktuellen Bedingungen der Lernenden aufzugreifen und zu gestalten.

Als Anregung werde ich sechs Modelle vorstellen, die sich für die praktische Anleitung in den Pflegeberufen anbieten:

- Punktuelle Anleitung
- Fallbesprechung
- Klinische Visite
- Projekt
- Patenschaften
- Praxisaufgaben

Die verschiedenen Modelle werden im folgenden erläutert. Ihre jeweils speziellen Voraussetzungen im Hinblick auf die Situation der Auszubildenden und die Rahmenbedingungen des Arbeitsfeldes werden benannt. Lernmöglichkeiten, die über den speziellen Sachinhalt der Anleitung hinausreichen und unmittelbar mit der Methode in Verbindung stehen, sind ebenfalls angeführt. Sich aus dem jeweiligen Modell ergebende spezifische Aufgaben der Praxisanleiterin bilden den Abschluß meiner Ausführungen. Aufgrund der Komplexität situationsspezifischer Bedingungen können sie selbstverständlich keinen Anspruch auf Vollständigkeit erheben.

Allgemeine, für alle Modelle gültige Hinweise zur Planung, Durchführung und Auswertung praktischer Anleitungssituationen finden Sie in Kapitel 6 („Das Regelkreismodell", Seite 88). Alle vorgestellten Modelle sollen Ihnen mögliche Ansätze bieten. Sie sind entsprechend den aktuellen Möglichkeiten variabel, gegebenenfalls auch kombinierbar, und bilden nur einen kleinen Abriß dessen, was sich auszuprobieren lohnt.

In der Entwicklung didaktischer Ideen sind Kreativität und Phantasie keine Grenzen gesetzt.

5.2.1 Punktuelle Anleitung

Dies ist sicher die häufigste Anleitungsform in der Pflegepraxis. Ein abgegrenzter Aspekt pflegerischen Handelns wird zum Thema gemacht. Er ergibt sich entweder aus einem aktuellen Problem der Auszubildenden oder aber aus dem Ausbildungsstand und dem spezifischen Lernangebot des Einsatzfeldes.

Mögliche Themen können sein:

- Einüben einer Pflegetechnik
- Erstellen einer Pflegeplanung
- Führen eines Aufnahme- oder Beratungsgespräches
- Vorbereitung von Pflegematerialien
- arbeitsorganisatorische Aufgaben
- und vieles andere.

Voraussetzungen:
Die punktuelle Anleitung eignet sich für Auszubildende in allen Abschnitten der Pflegeausbildung.

Sie kann mit einer einzelnen Auszubildenden oder aber auch mit einer kleinen Lerngruppe (2 - 4 Personen) durchgeführt werden.

Der aktuelle Lernstand der Auszubildenden ist der Praxisanleiterin bekannt und die Aufgabe im Rahmen der Anleitung auf diesen abgestimmt.

Wenn ein spezielles Lerndefizit der Auszubildenden Anlaß der punktuellen Anleitung ist, sollte dieses möglichst konkret als Problem in der Planung formuliert sein (siehe Kapitel 7.2.2 „Probleme", Problemformulierung, Seite 129).

Theoretische Grundlagen zu dem pflegerischen Thema sollten bei der / den Auszubildenden vorhanden, die einzelnen Handlungsschritte bekannt sein.

Der Ablauf der Anleitung und die Verteilung der Aufgaben ist mit der / den Auszubildenden im Vorgespräch zu vereinbaren.

Lernmöglichkeiten:
Als Beobachterin kann die Auszubildende von der Demonstration pflegerischen Handelns durch die Praxisanleiterin oder aber auch durch eine andere Auszubildende profitieren. Durch die Beteiligung an Vor- und Nachgespräch hat sie Gelegenheit, ihre Kenntnisse, Erfahrungen und Beobachtungen mitzuteilen und Rückfragen zu stellen.

Punktuelle Anleitungen lassen sich „dosieren". Auszubildende können in Abhängigkeit von ihrem jeweiligen Ausbildungsstand und dem, was sie sich in der konkreten Situation selbst zutrauen, Teilbereiche der Pflegehandlung übernehmen. Auf dem Weg zu komplexem Handeln sind viele kleine Schritte mit entsprechenden Steigerungen möglich.

Realistische Selbsteinschätzung der Auszubildenden wird im Rahmen der Planung geübt; Selbstreflexion im Nachgespräch.

Wiederholtes Durchführen gleicher Pflegehandlungen in unterschiedlichen Situationen / mit unterschiedlichen Patienten ermöglicht den Auszubildenden gezielt an Schwachpunkten zu arbeiten. Darüber hinaus wird deutlich, daß schematisches Vorgehen in der Pflege nur sehr bedingt seine Berechtigung hat. So ist zum Beispiel Ganzwaschung bei Bewohner X nicht gleich Ganzwaschung bei Bewohner Y.

Eine interessante didaktische Variante ist die Arbeit mit einer kleinen Lerngruppe (2 - 4 Auszubildende). Sie bietet einige weitere Lernmöglichkeiten.

Für die Arbeit mit einer Gruppe sprechen mindestens drei Aspekte:

1. Das Lernangebot des Praxisfeldes läßt sich gleichzeitig für mehr Auszubildende nutzbar machen.
2. In der Planung und Durchführung gemeinsamen Arbeitens haben Auszubildende die Gelegenheit, sich in der situationsgerechten Aufgabenverteilung zu üben und miteinander zu kooperieren.
3. Nicht zu unterschätzen ist die Verteilung des Stresses der Anleitungssituation. Durch die Teilnahme einer zweiten (oder auch dritten) Auszubildenden reduziert sich die Angst für die einzelne.

Es kann durchaus sinnvoll sein, Auszubildende unterschiedlichen Lern- und Ausbildungsstandes in eine solche Anleitungssituation zu integrieren. Aufgaben im Pflegeprozeß können entsprechend verteilt werden.

Selbstverständlich können Auszubildende auch ohne unmittelbare Beteiligung an der Durchführung der Pflegehandlung von der praktischen Anleitung profitieren. Die Teilnahme an Vor- und Nachgespräch, sowie das Beobachten der Durchführung sind geeignet, Auszubildenden an eine bisher unbekannte Aufgabe heranzuführen oder aber auch, um bereits Gelerntes aus einer neuen Perspektive zu sehen und dabei vielleicht das eigene Handeln zu reflektieren.

Mindestens aber entstehen über die beobachtende Teilnahme Fragen und Rückmeldungen an die in der Pflegesituation Handelnden – eine Bereicherung für das Nachgespräch und eine mögliche Grundlage für die Planung bevorstehender Anleitungen.

Der Arbeitsaufwand für die Praxisanleiterin ist bei der Arbeit mit einer kleinen Gruppe nur unwesentlich größer als bei der Arbeit mit einzelnen.

Mögliche Einschränkungen:

Vor der Entscheidung für eine Gruppenanleitung muß unbedingt die Belastbarkeit des Patienten beachtet werden.
Auch sollten nur dann mehrere Handelnde an einer Pflegesituation beteiligt werden, wenn dies sinnvoll ist.
Die Beteiligten dürfen sich dabei weder gegenseitig behindern, noch den Patienten bedrängen.
Patientenferne Tätigkeiten (z. B. Richten von Pflegematerialien, Handhabung medizinischer Geräte und anderes) hingegen sind generell von mehreren Auszubildenen in der Gruppe erlernbar.

Bekannte Differenzen einzelner in der Lerngruppe können das gemeinsame Arbeiten stören oder vielleicht auch unmöglich machen. Ob sie aber als Hindernis oder aber ebenfalls als Lernmöglichkeit (eben trotz dieser Schwierigkeiten miteinander eine Aufgabe zu erfüllen) verstanden werden, hängt von den aktuellen Umständen ab.

Die Beantwortung der Frage, ob Gruppenanleitung überhaupt sinnvoll ist, sowie die Entscheidung über die angemessene Größe der Gruppe, ist neben didaktischen Erwägungen auch entscheidend von diesen Faktoren abhängig.

Aufgaben der Praxisanleiterin:

Bei dem Arbeiten mit einer Lerngruppe ist darauf zu achten, daß neben der Rolle der Praxisanleiterin auch alle Rollen und Aufgaben der Gruppenmitglieder eindeutig vereinbart wurden.

Auch hier geht es wieder darum, Unsicherheiten im Handlungsablauf weitestgehend zu vermeiden.

Im Nachgespräch sollten dann alle gleichberechtigt zu Wort kommen – unabhängig von der jeweiligen Aufgabe, die in der Pflegesituation übernommen wurde.

Alle sind gleich wichtig, denn sie bringen unterschiedliche Eindrücke, Perspektiven und Ideen ein, die insgesamt die Auswertung bereichern werden.

Prinzipiell ist es sinnvoll, bereits in der Planung und im Vorgespräch mit der oder den Auszubildenden realistische Zeitabsprachen zu treffen. Für punktuelle Anleitungen gilt dies ganz besonders für die Arbeit im Patientenzimmer.

Vor Beginn der praktischen Anleitung sollte der Zeitbedarf gemeinsam mit der oder den Auszubildenden eingeschätzt werden, um im späteren Ablauf Streßsituationen zu vermeiden.

Es empfiehlt sich, die Arbeit im Patientenzimmer in der Regel auf eine Stunde zu beschränken. Diese Zeitangabe ist natürlich relativ, sie bedeutet keineswegs in der Konsequenz eine Pflegehandlung abzubrechen, weil die Zeit um ist. Vielmehr ist davon auszugehen, daß die unmittelbare Arbeit mit dem Patienten vor den Augen der Praxisanleiterin besondere Konzentration und Anspannung mit sich bringt (nicht nur für die Auszubildende). Zeitdruck durch die Vorgabe macht das Ganze mitunter noch schlimmer.
Wichtig ist es aber andererseits, für alle Beteiligten, einen Rahmen abzustecken, der auch das Ende der Anleitung festlegt. Umfassendere

Pflegehandlungen, die absehbar über eine Stunde hinausgehen werden, sollten entweder durch kleine Pausen außerhalb des Patientenzimmers, die sinnvoll in den Arbeitsablauf integriert werden, unterbrochen werden oder aber nur ein abgrenzbarer Teil dieser Pflegehandlung wird als punktuelle Anleitung definiert.

Entscheidend ist die Transparenz für die Auszubildenden. Sie reduziert die Anspannung und bewahrt vor dem Gefühl, einer Situation ausgeliefert zu sein.

5.2.2 Fallbesprechung

Im Zentrum der Fallbesprechung steht die gesamte Situation des Patienten / Bewohners. Im Gespräch geht es darum, sich ein Bild zu machen, das verschiedene Aspekte berücksichtigt und vielleicht in der Folge neue Prioritäten in der Pflege setzt.

Im Bereich der Psychiatrie und der Psychosomatik gehören Fallbesprechungen zum Arbeitsalltag, leider ist dies in anderen Fachgebieten noch immer eher die Ausnahme.

Dies sollte allerdings kein Hindernis sein, die Fallbesprechung im Rahmen der Ausbildung als effektive Methode des Lernens mit einzubeziehen.
Sie kann im theoretischen Teil der Ausbildung ebenso Anwendung finden, wie in der Praxis.

Der Ablauf einer Fallbesprechung ist immer wieder ähnlich:

1. Vorstellung des Patienten / Bewohners
2. Wahrnehmungen und Erleben derjenigen, die Kontakt zu dem Patienten / Bewohner haben
3. Problemanalyse und Ressourcensuche
4. Zielformulierung
5. Maßnahmen zur Gestaltung von Pflege (und Therapie)
6. Zeitpunkt der Evaluation festlegen

Im theoretischen Unterricht kann ein Patient von einer Auszubildenden vorgestellt und im Anschluß beispielsweise gemeinsam eine mögliche Pflegeplanung erstellt werden.

Sehr effektiv kann es auch sein, mit der Vorstellung des Patienten die Darstellung eines aufgetretenen Konfliktes zu verbinden. Dieser kann aus unterschiedlichen Perspektiven beleuchtet werden, um dann mögliche Umgangsformen zu diskutieren.

Oft ist es im theoretischen Unterricht so, daß nur eine Auszubildende den Patienten / Bewohner kennt, alle anderen sind auf die (subjektive) Vorstellung durch diese Auszubildende als Grundinformation angewiesen. Dies ist keineswegs unbedingt ein Nachteil, denn über diese Distanz ergeben sich zwangsläufig Aspekte, die durch die emotionale Beteiligung in der aktuellen Pflegesituation aus dem Blickfeld geraten müssen.

In der praktischen Ausbildung wird sich eine Fallbesprechung anders gestalten, denn hier werden in der Regel alle Beteiligten mehr oder weniger an Pflege oder Therapie des Patienten / Bewohners beteiligt sein.

Eine Fallbesprechung kann in der Praxis zwischen der Praxisanleiterin und einer Auszubildenden stattfinden, effektiver wird die Besprechung allerdings in einer Gruppe sein.

Selbstverständlich können hier Auszubildende unterschiedlichen Ausbildungsstandes beteiligt werden. Darüber hinaus ist es mitunter bereichernd, andere ausgebildete Pflegekräfte hinzuzuziehen.

Fallbesprechungen sind auch interdisziplinär möglich. Die Teilnahme anderer Berufsgruppen, die den Patienten / Bewohner betreuen (Therapeutinnen, Mediziner, Psychologen, Mitarbeiterinnen des sozialen Dienstes, aber auch Zivildienstleistende und andere Hilfskräfte) kann sehr spannend sein und erweitert das Spektrum an Wahrnehmungen und fachbezogenen Prioritäten ungemein.

Wenn die interdisziplinäre Fallbesprechung nicht zum pflegerisch / therapeutischen Alltag der Einrichtung gehört, ist deren Durchführung zu Lernzwecken allerdings meist mit großen organisatorischen Hindernissen verbunden.

Bereits bestehende Fallbesprechungen sollten jedoch unbedingt als didaktische Variante erkannt und genutzt werden.

Voraussetzungen:

Die Methode der Fallbesprechung ist anspruchsvoll. Sie setzt das Erfassen komplexer Situationen und die konkrete Darstellung eigener Wahrnehmungen voraus. In Abhängigkeit davon, was Ziel der Fallbesprechung ist, muß der Ausbildungsstand der Teilnehmerinnen Beachtung finden.

So kann die Vorstellung eines Patienten / Bewohneres bereits von einer Auszubildenden am Beginn der Ausbildung übernommen werden (vielleicht mit Hilfestellungen, wie Checkliste, Beobachtungsbogen, etc.). Die Beratung über die Ausrichtung der pflegerischen Interventionen und die Gestaltung der Pflegeplanung allerdings bedarf dann eines fortgeschrittenen Ausbildungsstandes.

Der Verlauf der Fallbesprechung erfordert eine Stukturierung (siehe Seite 72), die allen Beteiligten bekannt ist. Eine Teilnehmerin (oder die Praxisanleiterin) achtet auf die Einhaltung.

Alle Beteiligten haben sich auf die Besprechung vorbereitet. Eine Teilnehmerin übernimmt die Vorstellung des Patienten / Bewohners.

Die Durchführung einer Fallbesprechung soll mit dem Team des Praxisfeldes abgesprochen sein, damit Unklarheiten und Störungen vermieden werden.

Lernmöglichkeiten:

Bereits im Vorfeld der Fallbesprechung findet Lernen statt. Die mit der Vorstellung des Patienten / Bewohners betraute Auszubildende wird sich bemühen, genauer als üblich wahrzunehmen. Sie muß versuchen, Worte zu finden, die ihre Wahrnehmungen treffend beschreiben.

In der Vorstellung und der anschließenden Diskussion wird es auch darum gehen, ihre subjektiven Eindrücke von objektiven Tatsachen zu unterscheiden.

Es wird sich mitunter zeigen, daß die Wahrnehmungen der anderen völlig unterschiedlich zu den eigenen sind.

Jede der Teilnehmerinnen fühlt an anderen Punkten Empathie oder Aggressionen gegenüber dem Patienten / Bewohner.

Oft steht der Patient / Bewohner nach einer Fallbesprechung in einem ganz anderen Licht als zuvor; entsprechend verschoben sind dann auch die vermeintlichen Probleme.

Ein Erlebnis dieser Art ist angefüllt mit Effekten, die Lernprozesse zur Folge haben. Jede Beteiligte an einer Fallbesprechung wird schließlich etwas ganz spezifisches für sich selbst mitnehmen.

Konkret geschult werden natürlich kommunikative Fähigkeiten, wie Zuhören können, sich verständlich ausdrücken, andere Meinungen akzeptieren, gemeinsame Wege finden, usw.

Interessant ist in einem solchen Zusammenhang auch immer wieder die Relativierung der Kompetenz der Praxisanleiterin. Ist sie sonst meist die „Wissende", wird sie bei einer Fallbesprechung zu einer gleichberechtigt Teilnehmenden, die genauso wie alle anderen ihre Eindrücke und Ideen einbringen kann.

Die Durchführung einer Fallbesprechung kann neben der grundsätzlichen Erweiterung der Perspektiven auch als Ausgangspunkt für Problemanalyse, Pflegeplanung oder Konfliktbewältigung dienen.

Nicht zuletzt dient die Fallbesprechung der Reflexion eigenen pflegerischen Handelns, das im Dialog mit anderen hinterfragt werden kann.

Aufgaben der Praxisanleiterin:

Entsprechend des Ausbildungsstandes sind in der Vorbereitung Hilfestellungen für die Auszubildende zu geben, die den Patienten / Bewohner vorstellen wird.

Die Praxisanleiterin entscheidet über Zielsetzung der Fallbesprechung und über die Teilnehmerinnen – beides soll für alle bereits im Vorfeld klar sein.

Zeitrahmen und Struktur des Verlaufes werden vereinbart. Entweder achtet die Praxisanleiterin selbst während der Besprechung auf die Einhaltung dieser Vereinbarungen oder aber eine andere Teilnehmerin übernimmt diese Aufgabe (ein Plakat an der Wand kann hier hilfreich sein).

Im Verlauf der Besprechung ist darauf zu achten, daß allen Beteiligten gleichermaßen Raum für ihre Äußerungen zukommt. Das Gepräch soll in einer angstfreien Atmosphäre stattfinden, die Fragen und Offenheit zuläßt. Niemand darf aufgrund seiner Eindrücke und Wahrnehmungen angegriffen werden, denn das sind seine subjektiven Wahrheiten!

Gegebenenfalls ist der Schutz einzelner Teilnehmerinnen erforderlich.

Organisatorisch erfordert insbesondere die interdisziplinäre Fallbesprechung einiges an Vorbereitung und Koordination. Die Palette dieser Aufgaben ist situationsspezifisch.

5.2.3 Klinische Visite

Die klinische Visite unterscheidet sich von der Fallbesprechung dadurch, daß der Patient unmittelbar beteiligt ist.

Hier sind unterschiedlichste Formen der Durchführung möglich. Einige Beispiele:

- Ein chronisch kranker Patient berichtet einer Gruppe von Auszubildenden über den Umgang mit seiner Krankheit im Alltag.
- Die Mitarbeiterinnen einer Sozialstation beraten gemeinsam mit dem pflegebedürftigen Menschen und seinen Angehörigen, wie die Sicherstellung der Bedürfnisse zu Hause realisierbar wird.
- Frau X wird zur Rehabilitation in eine Spezialklinik aufgenommen. Das Pflegeteam, die Therapeuten und der behandelnde Arzt lassen sich berichten, wie die Lebensbedingungen (Beruf, Wohnung, Familie, etc.) von Frau X sind, um entsprechende Prioritäten in dem Rehabilitationsplan zu setzen.
- Herr O. lehnt sämtliche Maßnahmen zur Mobilisation nach überstandenem Herzinfarkt ab. Gemeinsam mit Praxisanleiterin und Stationsarzt versucht Auszubildende B. in einem Gespräch mit Herrn O., dessen Gründe zu verstehen.
- Die 11 jährige Carola wird für mindestens 3 Wochen im Bett liegen müssen. Auszubildende A. und B. überlegen mit ihr, wie diese Zeit einigermaßen erträglich gestaltet werden könnte.
- Frau S. ist zum wiederholten Male zur Einstellung ihres Diabetesmellitus in die Klinik gekommen. Sie berichtet über die Probleme, die sie zu Hause mit der Balance zwischen Diät, körperlicher Aktivität und Insulindosis hat. Auszubildende der Station, die Praxisanleiterin, die Stationsleitung, die Diätberaterin und der behandelnde Arzt hören ihr zu.

Wie die Beispiele zeigen, ist die klinische Visite in ausgesprochen vielseitigen Varianten sinnvoll durchführbar. Sie ist über die gesamte Spannbreite vom Einzelgespräch mit dem Patienten / Bewohner bis hin zur interdisziplinären Gruppe einsetzbar.

Entscheidender Vorteil gegenüber anderen Methoden ist hier, daß nicht über, sondern mit dem Patienten / Bewohner beraten und entschieden wird.

Voraussetzungen:

Der Patient / Bewohner muß ausreichend belastbar sein, ein solches Gespräch zu führen. Dies gilt um so mehr, je größer der Kreis der Beteiligten ist. Sein Einverständnis ist selbstverständlich vorher einzuholen.

Erfahrungsgemäß sind jedoch die meisten Patienten gerne bereit über ihr Krankheitserleben zu berichten und sind froh, daß sich jemand für sie interessiert.

Zuhören und Fragen können natürlich auch Auszubildende am Anfang ihrer Ausbildung, sollte das Gespräch aber eine Pflegeplanung zum Ziel haben, ist eine entsprechende Kompetenz der Auszubildenden und die Begleitung durch die Praxisanleiterin unerläßlich.

Ganz wichtig ist es, im Vorfeld festzulegen, wer das Gespräch leiten wird. Diese Einigung muß mit allen Beteiligten getroffen und konsequent durchgehalten werden. Keinesfalls darf eine Klinische Visite zum Austragungsort von „Kompetenzgerangel" verschiedener Berufsgruppen oder Funktionsträgern gemacht werden.

Für das Gespräch muß ein geeigneter Raum gefunden werden, der ungewollte Zuhörer ausgrenzt (Mitpatienten, Angehörige, Reinigungspersonal, etc.).

Lernmöglichkeiten:

Die Lernmöglichkeiten sind mit denen der Fallbesprechung vergleichbar.

Ergänzend hinzu kommt jedoch das Erleben der Kompetenz des Patienten / Bewohners und damit verbunden der Ansatz, Pflege mit dem Patienten zu planen und zu praktizieren, anstatt „für ihn" oder „an ihm".

Das Bild des Patienten / Bewohners wird umfassender – hinter der Dominanz von Krankheit oder Bedürftigkeit taucht der ganze Mensch auf.

Aufgaben der Praxisanleiterin:

Mit den Lernmöglichkeiten sind bei der klinischen Visite besondere Aufgaben für die Praxisanleiterin verbunden. Sie hat darauf zu achten, daß die Grenzen des Patienten / Bewohners gewahrt bleiben. Es muß sichergestellt werden, daß der Patient nicht als Objekt der Ausbildung mißbraucht wird. Konkret heißt das:

- Der Patient bestimmt, was er sagen möchte.
- Sein Erleben ist seine Realität.

- Bohrende Fragen sind nicht zulässig.
- Belehrungen oder gute Ratschläge haben keinen Raum.
- Die am Gespräch Beteiligten unterliegen der Schweigepflicht.

Die Praxisanleiterin hat diese Grundsätze im Vorfeld mit den Auszubildenden abzusprechen und im Verlauf des Gespräches den Schutz des Patienten sicherzustellen.

Die Äußerungen des Patienten müssen ernstgenommen werden und tatsächlich in die Pflegeplanung einfließen!

Der organisatorische Aufwand ist dem der Fallbesprechung ähnlich – je mehr Beteiligte, desto umfassender die Vorbereitung und Koordination.

5.2.4 Projekt

Die Arbeit an einem Projekt ist dadurch gekennzeichnet, daß am Ende der gemeinsamen Arbeit ein Produkt steht, das die Ergebnisse dokumentiert und nach außen trägt.

Einige Beispiele:

- Erstellen einer Diaserie zum Alltag im Altenheim, anschließende Ausstellung
- Entwicklung und Erprobung einer Checkliste zur Pflegeanamnese
- Gestaltung des ersten Einsatztages einer Auszubildenden
- Mitarbeit in einer Arbeitsgruppe zur Entwicklung von Pflegestandards
- Sammeln der im Hause üblichen Methoden zur Dekubitusprophylaxe, Interviews des Pflegepersonals zu deren Wirksamkeit und Vorstellen der Ergebnisse auf einer Wandzeitung oder einer innerbetrieblichen Veranstaltung
- Neubepflanzung des Vorgartens des Altenheimes gemeinsam mit einer Bewohnergruppe
- Planen und Gestalten eines „Tages der offenen Tür“ (in der Pflegeschule, im Altenheim, ...)
- Untersuchung der Verpflegung im Heim oder Krankenhaus auf ihren Nährwert, gemeinsames Zubereiten einer vollwertigen Mahlzeit für den Ausbildungskurs
- Planung und Durchführung eines kleinen Malwettbewerbes mit Kindern der Kinderklinik zum Thema: „Wie wünsche ich mir ein Krankenhaus?“. Anschließende Ausstellung im Foyer oder Veröffentlichung in einer Fachzeitschrift, etc.

Projektarbeit hat viele Seiten und ist immer zugleich Ausdruck und Quelle von Kreativität. Auch ungewöhnliche Ideen haben hier Raum. Nicht selten kommt Bewegung in festgefahrene Strukturen, bisher übersehene Perspektiven werden transparent gemacht und es entsteht Offenheit für neue Denk- und Handlungsalternativen.

Ganz wichtig ist auch, daß eine solche Form des Arbeitens für alle Beteiligten viel Freude machen kann und die Erinnerung daran lange erhalten bleibt.

Voraussetzungen:

Projektorientiertes Arbeiten ist nur in einer Gruppe möglich. Die Zusammensetzung dieser Gruppe kann sehr unterschiedlich sein, wie die vorangegangenen Beispiele bereits zeigen.

Entscheidend ist das gemeinsame Interesse am Thema, das die Gruppenmitglieder verbindet. Der Lernstand der Auszubildenden ist von untergeordneter Bedeutung. Auch die Zusammenarbeit mit ausgebildetem Personal und Therapeuten ist möglich. Die Arbeit an einem Projekt zieht sich in der Regel über einen längeren Zeitraum und erfordert so Ausdauer und Kontinuität in der Zusammenarbeit.

Das Thema muß von wirklichem Interesse sein, damit die notwendige Motivation der Teilnehmerinnen auch über Flauten und Krisen hinweg erhalten bleibt. Der Rahmen der Arbeit soll den realen Möglichkeiten der Gruppe entsprechen. Seifenblasen sind frustrierend. Über alle relevanten Entscheidungen und die Gestaltung des Produktes ist ein Konsens zu finden. Jedes einzelne Gruppenmitglied muß sich mit der Arbeit und dem zu entwickelnden Produkt identifizieren können.

Die Durchführung von Projektarbeit allein der Methode wegen ist zum Scheitern verurteilt. Das erstellte Produkt sollte öffentlich gemacht werden und in seiner Wirkung über den Kreis der unmittelbar am Projekt Beteiligten hinausgehen.

Lernmöglichkeiten:

Soziales Lernen wird hier ganz groß geschrieben. Das Arbeiten in einer Gruppe unterscheidet sich grundsätzlich von anderen Arbeitsformen. Die Dynamik des Miteinanders bietet ungezählte Lernmöglichkeiten.

Zielfindung, Problemformulierung und Arbeitsteilung erfordern ein hohes Maß an Austausch innerhalb der Gruppe. Zu vielen wesentlichen Fragen muß ein Konsens gefunden werden. Konflikte sind unvermeidbar und müssen konstruktiv bewältigt werden, damit die Gruppe arbeitsfähig wird oder bleibt.

Im Verlauf der Arbeit muß meist mit examiniertem Personal, anderen Berufsgruppen und Patienten oder Bewohnern kooperiert werden. Eine bisher unbekannte Ebene des Miteinanders entwickelt sich. Jedes Gruppenmitglied übernimmt seinen Möglichkeiten und Fähigkeiten entsprechende Aufgaben, die inhaltlich sehr unterschiedlich sein können. Verbindend ist aber die Bedeutung für die Gesamtheit des Projektes. Für das Lernen maßgebliche Eindrücke in diesem Zusammenhang sind das Erleben der Kompetenz des anderen und der eigenen Grenzen. Sich aufeinander zu verlassen und zu unterstützen ist eine tiefgreifende positive Erfahrung.

Hinzu kommt bei dieser Form von Arbeitszusammenhängen die Möglichkeit, sich selbst und andere einschätzen zu lernen, sich vielleicht auf einer neuen, bisher unbekannten Ebene zu begegnen.

Eine andere Lernmöglichkeit ergibt sich aus der Verantwortlichkeit für die übernommenen Aufgaben. An dieser Stelle ist Eigeninitiative und selbständiges Arbeiten erforderlich. Es spielt dabei kaum eine Rolle, ob es sich um Recherchen in Fachzeitschriften, die Befragung von Mitarbeiterinnen, das Sammeln und Sortieren von Material oder aber die Erledigung organisatorischer Notwendigkeiten (Besorgung eines Raumes, Terminfindung u. a.) handelt. Entscheidend ist die mit der Übertragung der Aufgabe angenommene Verbindlichkeit.

Nicht zuletzt erfordert die Präsentation des Produktes eine gewisse Souveränität. Arbeitsergebnisse stehen einem bislang unbeteiligten Personenkreis zur Diskussion offen. Die Projektgruppe stellt sich Fragen, Zweifeln und Kritik.

Aufgaben der Praxisanleiterin:

Mehr noch als bei jedem anderen didaktischen Modell in der praktischen Ausbildung ist die Klärung der konkreten Zielsetzung von absoluter Wichtigkeit. Projektarbeit birgt die Gefahr des Selbstlaufes, bei dem die Ziele im Eifer des Gefechtes leicht aus dem Blickfeld geraten.

Deshalb muß die Praxisanleiterin für sich selbst im Vorfeld der Entscheidung für (oder gegen) eine Projektarbeit folgende Fragen beantworten:

- Was möchte ich erreichen?
- Was sollen die Auszubildenden lernen?

- Paßt die Methode der Projektarbeit zu diesen Zielen?
- Bin ich sicher, eine solche Methode anwenden zu wollen?
- Glaube ich, daß die Auszubildenden zur Zeit dazu in der Lage sind?
- Bieten die vorhandenen Rahmenbedingungen die Möglichkeit einer Projektarbeit?

Auch sollte sich die Praxisanleiterin ehrlich fragen, ob sie Thema und Ziel des Projektes inhaltlich mittragen kann. Dies ist keineswegs immer selbstverständlich.

Erst wenn dies alles geklärt ist, kann mit den Auszubildenden über eine solche Form der Arbeit beraten und entschieden werden.

Bei der Entscheidung für die Projektarbeit ist es wesentlich, die Interessen der Auszubildenden zu berücksichtigen. Ohne eigene Motivation von dieser Seite kann keine sinnvolle Arbeit stattfinden. Grundsätzlich gilt, lieber kein Projekt, als eines, wozu die Teilnehmerinnen überredet werden müssen.
Etwas anderes ist es natürlich, wenn das Interesse am Thema vorhanden ist, aber Unsicherheiten und Ängste vor einer solchen Art des Arbeitens bestehen. Hier läßt sich gezielt aufklären und Unterstützung anbieten.

Besondere Beachtung im Vorfeld soll dem Rahmen der Projektarbeit zukommen. Es ist wichtig, sowohl das Thema als auch die verfügbare Zeit realistisch einzugrenzen – je klarer diese Grenzen, desto günstiger. Der Umfang der Arbeit soll für alle Beteiligten einschätzbar sein. An diesem Punkt kommt der Praxisanleiterin zentrale Bedeutung zu. Für in der Projektarbeit Unerfahrene sollte als Grundsatz gelten:

Lieber eine kleine Arbeit mit Erfolg beenden, als ein großes Projekt aufgeben müssen.

In der Zeitplanung ist immer davon auszugehen, daß die veranschlagte Zeit nicht ausreichen wird. Ich selbst habe noch keine Projektarbeit erlebt, in der Planung und tatsächlicher Bedarf übereinstimmten.

Die Zeitplanung sollte deshalb ausreichend Pufferzonen enthalten – das bedeutet aber keineswegs, auf Zeitökonomie und Terminsetzung zu verzichten. Ganz im Gegenteil!

Als Projektleiterin ist es aber wichtig, bei Verzögerungen nicht gleich in Panik zu geraten, sondern sie als Bestandteil eines dynamischen Prozeßgeschehens zu akzeptieren.

Einer der ersten Arbeitsschritte der Gruppe wird es sein, die Fragestellung zu formulieren und ein Arbeitskonzept zu entwickeln. Die Praxisanleiterin wird hier ganz sicher als Koordinatorin notwendig sein.

Anschließend geht es um die Aufgabenverteilung. Bei diesem Schritt achtet die Praxisanleiterin darauf, daß die Fähigkeiten und Möglichkeiten der Einzelnen ausgeschöpft werden. Ermunterungen und das Anbieten von punktueller Unterstützung können hilfreich sein, um den Mut für neue Aufgaben zu haben. Umgekehrt sollte sich aber auch niemand überfordern.

Im Verlauf des Projektes ist darauf zu achten, daß Ergebnisse gesichert werden. Nicht immer geschieht dies automatisch durch das entstehende Produkt. Manchmal ist der Arbeitseifer einzelner so ausgeprägt, daß wichtige Inhalte verlorenzugehen drohen. Hier gilt es, wachsam zu sein und entsprechende Sicherungen einzubauen.

Die Durchführung einer Projektarbeit erfordert relativ viel organisatorischen Aufwand in der Vorbereitung. Es ist notwendig, Absprachen mit der Schule und der Pflegedienstleitung zu treffen. Je nach Art und Umfang des Projektes sind auch weitergehende Absprachen notwendig. Der Informationsfluß und die Koordination sollte in der Verantwortlichkeit der Praxisanleiterin bleiben.

Zusammenfassend hat die Praxisanleiterin bei der Projektarbeit im wesentlichen moderierende und begleitende Aufgaben. Sie achtet auf die Einhaltung von Vereinbarungen, gibt wenn notwendig punktuelle Unterstützung für einzelne, hilft bei der Stukturierung des Vorgehens und bei der Lösung auftretender Konflikte.

5.2.5 Patenschaften

Der Grundgedanke des Modells von Patenschaften besteht darin, daß Auszubildende fortgeschrittener Semester Anfänger unterstützen. In der Regel geschieht dies in einer festen Paarkonstellation zweier Auszubildender über einen längeren Zeitraum. Aber auch andere Formen sind denkbar, beispielsweise die Organisation von Nachhilfeunterricht in einer kleinen Gruppe oder aber die Patenschaft ganzer Kurse. Im weiteren Sinne kann auch eine Patenschaft, die den Rahmen der Ausbildungseinrichtung sprengt, ins Leben gerufen werden. Zum Beispiel mit einem Lehrgang eines anderen europäischen Landes zum Zwecke des Informationsaustausches oder eines gegenseitigen Besuches.

Im folgenden werde ich mich allerdings auf die Patenschaften zwischen zwei oder mehr Auszubildenden einer Schule beschränken.

Voraussetzungen:

Entscheidende Voraussetzung ist die Freiwilligkeit der Auszubildenden. Niemand kann eine solch verantwortungsvolle Aufgabe ohne Lust und Energie übernehmen.

Die Patenschaften sind Teil der Ausbildung und damit auch Teil der Arbeitszeit! Es kann nicht angehen, daß nach einem vollen Arbeitstag die „Nachhilfe" für den Anfänger auf dem Programm steht.

Die kontinuierliche Begleitung muß sichergestellt werden. Weder die Auszubildenden der fortgeschrittenen Semester, noch die Anfänger dürfen mit der Patenschaft alleine gelassen werden.

Das Modell der Patenschaften sollte nur dann praktiziert werden, wenn sich die Ausbilderinnen über den Aufwand an Begleitung im klaren sind und bereit sind, ihn zu leisten.

Lernmöglichkeiten:

Patenschaften können der Integration neuer Auszubildender sehr förderlich sein. Erste Kontakte werden erleichtert, mögliche Ängste reduziert, Informationen weitergegeben, das „Krankenhausleben" durchsichtig gemacht und vielleicht eine Bezugsperson für erste Krisen gefunden.

Hinsichtlich der Lerninhalte ist es zweifellos hilfreich, jemanden fragen zu können, der ebenfalls Lernender ist.

Für die fortgeschrittenen Auszubildenden bietet sich die Möglichkeit, durch Wiederholen von Lerninhalten ihr Wissen zu festigen. Häufig führen Fragen eines Anfängers dazu, noch einmal nachzudenken und in der Formulierung einer Antwort klare Strukturen zu entwickeln. Viele Knoten im eigenen Kopf lösen sich dabei plötzlich wie von selbst.

Von examinierten Pflegepersonen wird erwartet, anleiten zu können. Die Übernahme einer Patenschaft während der Ausbildung ist eine Möglichkeit, dies zu lernen.

Darüber hinaus wirken bei diesem didaktischen Modell alle Komponenten sozialen Lernens, ähnlich wie sie bereits bei den Lernmöglichkeiten der Projektarbeit beschrieben wurden.

Aufgaben der Praxisanleiterin:

Oft sind Patenschaften von der Schule ins Leben gerufen worden. Ihre Ausführung allerdings spielt sich dann im Praxisfeld ab. Es ist also wichtig, sich über die Form der Begleitung zu verständigen und klare Arbeitsteilungen mit den Lehrerinnen für Pflegeberufe abzusprechen.

Manchmal ergibt sich die Möglichkeit einer Patenschaft aber auch spontan im unmittelbaren Arbeitsfeld. Zwei Auszubildende unterschiedlichen Semesters verstehen sich gut und arbeiten gerne miteinander. Diese Chance gilt es aufzugreifen und zu nutzen. Die Praxisanleiterin kann hier ohne großen organisatorischen Aufwand effektive Lernsituationen schaffen und begleiten.

Patenschaften sind häufig erst auf den zweiten Blick ein arbeitsintensives Unternehmen. Sie erfordern die fachliche und soziale Begleitung durch die Praxisanleiterin. Die fortgeschrittene Auszubildende muß bei Bedarf fachliche Beratung erhalten und auch kontrolliert werden.

Soziale Begleitung ist ein weiter Begriff und umfaßt in diesem Sinne alle Aufgaben, die mit der Interaktion der Auszubildenden zusammenhängen, d. h. Beratung bei entstandenen Konflikten, Überforderung, Unzuverlässigkeit etc. – mitunter ein wesentlich umfassenderer Teil als die fachliche Beratung.

Kontrolle dessen, was vermittelt wird ist notwendig! Die Praxisanleiterin muß diese Aufgabe annehmen und ausführen.
Die Anfänger unterliegen ihrem Schutz. Sie hat sicherzustellen, daß die vermittelten Inhalte und Pflegetechniken korrekt sind.

Der regelmäßige Austausch der fortgeschrittenen Auszubildenden untereinander soll unter der Beratung der Praxisanleiterin einen festen Platz im Ausbildungsprogramm haben.

5.2.6 Praxisaufgaben

Praxisaufgaben sind eine ausgezeichnete Methode, Theorie und Praxis zu verbinden.

Grundsätzlich sind sie zu jedem Zeitpunkt der Ausbildung sinnvoll. Je nach Ausbildungsstand können sie sich auf leicht überschaubare Teilaspekte der Pflege beziehen oder aber komplexe Aufgabenstellungen beinhalten.

Es lassen sich, bezogen auf den Ansatz einer solchen Aufgabe, drei Gruppen unterscheiden:

1. Beobachtungsaufgaben

- Patient / Bewohner
- Arbeitsablauf, Arbeitsorganisation
- Durchführung einer Pflegeverrichtung
- Was geschieht bei der Ergotherapie?
- oder vieles andere, was sich zu beobachten lohnt

2. Handlungsaufgaben

- Pflegeplanung erstellen
- Durchführung einer Pflegehandlung
- Dokumentation
- Tagesgestaltung in der Wohngruppe
- administrative Aufgabe
- und vieles andere

3. Aufgaben zur Selbstreflexion

- Eindrücke des ersten Tages auf der Station notieren
- Tagebuch über eine Woche führen: Wie habe ich diese Woche erlebt?
- Was fühle ich bei der Pflege eines sterbenden Menschen? (auf konkreten Fall bezogen)
- Patientenverhalten, das mich aggressiv macht
- Mein Standort im Team
- und anderes

Voraussetzungen:

Praxisaufgaben erfordern immer eine besonders intensive Zusammenarbeit zwischen Pflegeschule und Praxisanleiterin. Diese ist sicherzustellen.

In der Regel werden Praxisaufgaben für einen Lehrgang an der Pflegeschule entwickelt und sollen von den einzelnen Auszubildenden ausgeführt werden.

Sie sind auf den Lernstand und das zu bearbeitende Thema abgestimmt.

Praxisaufgaben müssen im theoretischen Unterricht gut vorbereitet werden.

Ergebnisse der Praxisaufgaben und Eindrücke während der Durchführung sollen im Unterricht aufgegriffen und diskutiert, Inhalte vertieft werden.

Bei der Durchführung ist die Begleitung der Praxisanleiterin erforderlich. Es ist deshalb unbedingt notwendig, die Praxisaufgaben abzusprechen, damit der Praxisanleiterin entsprechende Zeitplanungen möglich gemacht werden.

Es kann selbstverständlich auch aus der konkreten Praxis eine sinnvolle Praxisaufgabe für eine Auszubildende abgeleitet werden. In diesem Fall ist Bearbeitung und Auswertung in erster Linie Sache der Auszubildenden und der Praxisanleiterin.

Über diesen Rahmen hinaus kann es allerdings sinnvoll sein, das Thema oder die gemachten Erfahrungen an dem Beispiel dieser Arbeit dem gesamten Ausbildungskurs zugänglich zu machen. Entsprechende Informationen sind dann von der Praxisanleiterin weiterzugeben.

Für die erforderliche Bearbeitungszeit ist die Auszubildende selbstverständlich von der Stationsroutine freizustellen.

Lernmöglichkeiten:

Allen Aufgaben gemeinsam ist, daß die Auszubildenden angehalten werden, sich gezielt mit einem Thema zu beschäftigen, ihre Arbeit zu dokumentieren und in den Unterricht einzubringen.

Es gibt kaum eine bessere Möglichkeit, den Transfer zwischen Theorie und Praxis und umgekehrt zu fördern. An entscheidenden Punkten kann theoretisch Gelerntes in der Praxis ausprobiert und anschließend in der Schule reflektiert werden. Die einzelnen Lernenden werden mit der Bewältigung der gleichen Aufgabe unterschiedliche Erfahrungen machen, die es auszutauschen gilt. Neue Fragen und Perspektiven werden entstehen – der Grundstein für lebendiges, praxisnahes Lernen ist gelegt.

Aufgaben der Praxisanleiterin:

Speziell für Beobachtungsaufgaben ist es sinnvoll, in der Vorbereitung Kriterien zu vereinbaren, die eine differenzierte Beobachtung erleichtern. Diese gemeinsam mit den Auszubildenden zu entwickeln sollte entweder in der Schule oder spätestens mit der Praxisanleiterin geschehen.

Handlungsaufgaben erfordern meist relativ viel Begleitung und Unterstützung durch die Praxisanleiterin. Hier ist deshalb eine besonders ausführliche Absprache zwischen Schule und Praxisanleiterin erforderlich.

Aufgaben zur Selbstreflexion sind in erster Linie für die Auszubildenden selbst. Es muß ihnen überlassen werden, was sie davon in die Nachbereitung einbringen wollen und was sie für sich behalten möchten.
Wenn in der Nachbereitung absolute Beachtung der Grenzen der Einzelnen und entsprechender Schutz durch die Lehrkraft gewährleistet wird, kann hier ein wirkungsvoller Beitrag zur Psychohygiene geleistet werden.
Anders als bei Handlungs- oder Beobachtungsaufgaben sollte die Lehrkraft oder die Praxisanleiterin keinesfalls die schriftlichen Ausführungen der Auszubildenden einsehen wollen. Auch dies ist eine Grenzüberschreitung.
Auszubildende, die dies zum Anlaß nehmen, die Praxisaufgabe nicht durchzuführen, vergeben leider eine Chance. Aber es ist nicht möglich, die Bereitschaft zur Selbstreflexion über Kontrollen oder disziplinarische Maßnahmen zu erreichen.

6. Das Regelkreismodell

Kennen Sie die Geschichte von dem Seepferdchen?

Es war einmal ein Seepferdchen, das eines Tages seine sieben Taler nahm und in die Ferne galoppierte, um sein Glück zu suchen. Es war noch gar nicht weit gekommen, da traf es einen Aal, der es ansprach:

„Psst. Hallo, Kumpel. Wo willst Du hin?"

„Ich bin unterwegs, mein Glück zu suchen," antwortete das Seepferdchen stolz.

„Da hast du es ja gut getroffen," sagte der Aal,"für vier Taler kannst du diese schnelle Flosse haben, damit kommst du viel besser voran."

„Ei, das ist ja prima, „sagte das Seepferdchen, bezahlte, zog die Flosse an und glitt mit doppelter Geschwindigkeit von dannen. Bald kam es zu einem Schwamm, der sagte:

„Psst. Hallo, Kumpel. Wo willst du hin?"

„Ich bin unterwegs, mein Glück zu suchen," antwortete das Seepferdchen.

„Da hast du es ja gut getroffen,"sagte der Schwamm, „für ein kleines Trinkgeld überlasse ich dir dieses Boot mit Düsenantrieb; damit könntest du viel schneller reisen."

Da kaufte das Seepferdchen von seinem letzten Geld das Boot und sauste mit fünffacher Geschwindigkeit durch das Meer. Bald traf es auf einen Haifisch, der fragte:

„Psst. Hallo, Kumpel. Wo willst du hin?"

„Ich bin unterwegs, mein Glück zu suchen," antwortete das Seepferdchen.

„Da hast du es ja gut getroffen. Wenn du diese kleine Abkürzung machen willst,"sagte der Haifisch und zeigte auf seinen geöffneten Rachen, „sparst du eine Menge Zeit."

„Ei, vielen Dank," sagte das Seepferdchen und sauste in das Innere des Haifisches.

Die Moral der Geschichte: wenn man nicht genau weiß, wohin man will, landet man leicht da, wo man ganz bestimmt nicht hinwollte.

Quelle: R.F. Mager, Lernziele und Unterricht

Zweifellos war das Seepferdchen hochmotiviert und engagiert, allerdings von blindem Aktionismus getrieben. Es erlag den Ablenkungen auf der Suche nach dem Glück. Sicher hat es schon so manchen gegeben, der auf scheinbar plan- und ziellosen Wegen zum Erfolg gelangt ist – doch darauf sollten wir uns lieber nicht verlassen. Wahrscheinlich wäre das Seepferdchen nicht in dem Bauch des Haifisches geendet, wenn es vor dem Start fogende Überlegungen angestellt hätte:

1. Wie ist meine Situation?
   Welche Möglichkeiten habe ich?
   Welche Probleme und Gefahren könnten mich behindern?
2. Was ist mein Ziel?
   Wie kann ich dieses Ziel erreichen?
   Was muß ich zuerst tun?

Mit der Festlegung eines ersten Handlungsschrittes hätte das Seepferdchen dann losgaloppieren können:

3. Durchführung der Handlung

Spätestens nach dem Geschäft mit dem Aal wäre erstmals eine rückblickende Betrachtung angesagt:

4. Was hat mir die Handlung gebracht?
   Bin ich meinem Ziel nähergekommen?
   Worauf muß ich in Zukunft achten?
   Welches werden meine nächsten Schritte sein?

So hätte das Seepferdchen zielorientiert geplant und gehandelt. Die vier Schritte dieses Vorgehens entsprechen im wesentlichen denen des Regelkreises:

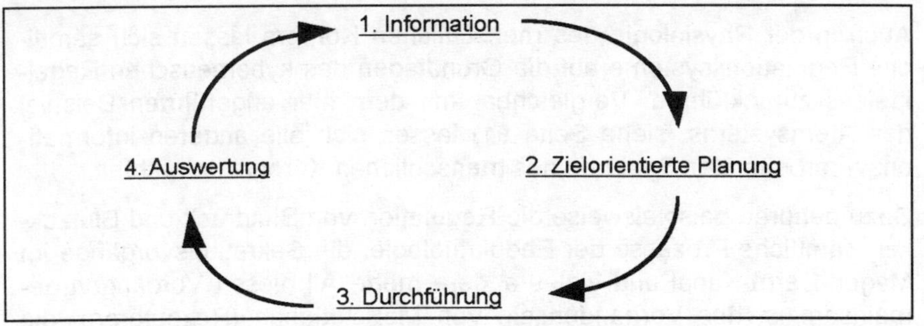

Möglicherweise werden Sie mir jetzt entgegenhalten, daß alle Menschen ihr Handeln planen und auf ein Ziel orientieren.

Sie haben recht, denn gerade diese Fähigkeit unterscheidet uns von den Tieren:

- Wir sind denkende, kreative und mit ungezählten Methoden kommunizierende Wesen.
- Wir sind in der Lage, Probleme zu analysieren, bewußt und überlegt Ziele anzustreben und auch langfristige Wege zu planen.
- Wir schaffen es, komplexe Situationen zu erfassen und sinnvolle Prioritäten für unser Handeln zu setzen.
- Wir nutzen unser Gedächtnis, um Erfahrungen zu speichern, neu zu ordnen und in anderen Zusamenhängen wieder zu aktivieren.
- Wir haben einen Begriff von der Begrenztheit der Zeit und können ökonomisch kalkulieren.

Kurz gesagt: Wir haben eine ganze Reihe von Fähigkeiten, die es uns ermöglichen, unser Handeln geplant und zielorientiert zu gestalten.
– Aber machen wir wirklich immer von diesen Möglichkeiten Gebrauch?

6.1 Ursprung und Anwendung

Der Regelkreis hat seine Wurzeln in der Kybernetik (griech. kybernetes = Steuermann). Kybernetik ist im weitesten Sinne die Wissenschaft von sich selbst regulierenden Systemen. Systeme, die für ihre Funktion relevante Daten einholen und für weitere Aktivitäten auswerten. Als fachübergreifende Disziplin geht die Kybernetik über die Grenzen traditioneller Wissenschaften hinaus.

In den Naturwissenschaften läßt sich unter Zuhilfenahme des kybernetischen Regelkreises die Dynamik informationsverarbeitender Organismen darstellen.

Auch in der Physiologie des menschlichen Körpers lassen sich sämtliche Regulationssysteme auf die Grundlagen des kybernetischen Regelkreises zurückführen. Vergleichbar mit dem hier angeführten Beispiel des Atemsystems (siehe Seite 91) lassen sich alle anderen informationsverarbeitenden Systeme des menschlichen Körpers betrachten.

Dazu gehören beispielsweise die Regulation von Blutdruck und Blutzucker, sämtliche Prozesse der Endokrinologie, die Sekretionsvorgänge im Magen-Darm-Kanal und vieles andere mehr. All diesen Vorgängen gemeinsam ist das Vorhandensein von Meßstationen (Rezeptoren), die den aktuellen IST-Wert registrieren, die Weitergabe dieser Information an eine zentrale Kontrollinstanz, die dann den IST-Wert mit dem SOLL-Wert vergleicht. Dort wird die Entscheidung für das weitere Vorgehen getroffen und entsprechende Befehle an die ausführenden Instanzen weitergegeben. Übergeordnetes Ziel all dieser Schritte ist die Anpassung des IST-Wertes an die SOLL-Wert Vorgabe.

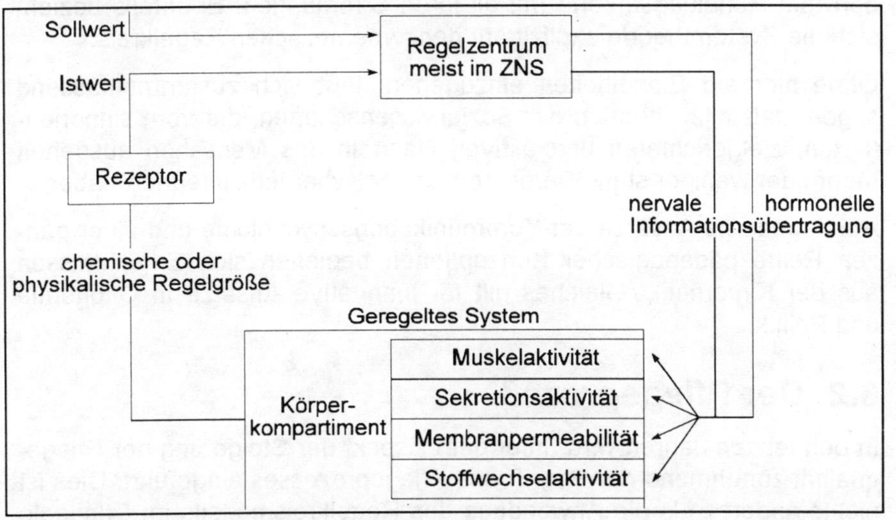

Allgemeines Schema für biologische Regelkreise (Thews, 1982, S. 84)

Ein Beispiel:
Regelkreis der Atemregulation (vereinfacht):

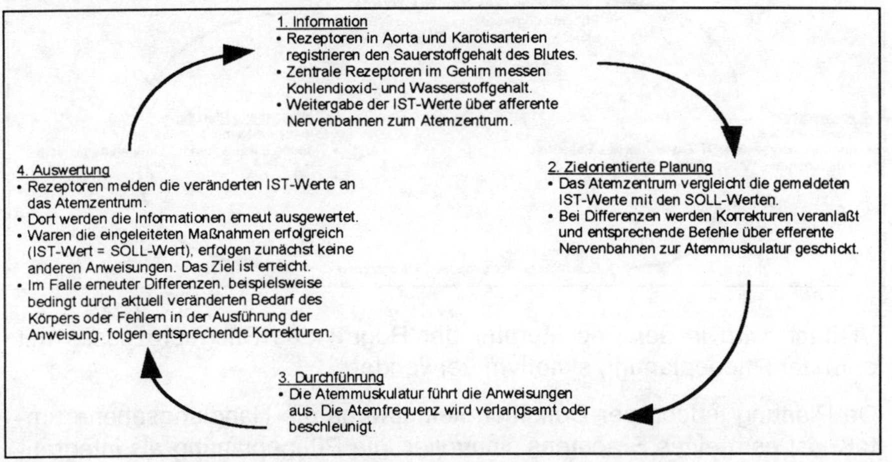

Aber nicht nur in Biologie, Physik und Technik kommt das Regelkreismodell zur Anwendung. Auch eine ganze Reihe sozialwissenschaftlicher Theorieansätze basieren auf der Kybernetik. Genannt sei hier insbesondere die Handlungstheorie mit all ihren Strömungen. Ebenfalls bezieht sich die Systemtheorie explizit auf den kybernetischen Regelkreis.

Ohne hier auf Einzelheiten einzugehen, läßt sich zusammenfassend sagen, daß alle Theorien der Sozialwissenschaften, die vom sinnorientierten, zielgerichteten und aktiven Handeln des Menschen ausgehen mehr oder weniger stark Elemente aus der Kybernetik integriert haben.

Auch moderne Ansätze der Kommunikationspsychologie und einer ganzen Reihe pädagogischer Konzeptionen bedienen sich Erkenntnissen aus der Kybernetik. Gleiches gilt für innovative Ansätze in Ökonomie und Politik.

6.2 Der Pflegeprozeß

In den letzten Jahren wird unter dem Aspekt der Steigerung der Pflegequalität zunehmend der Begriff des Pflegeprozesses eingeführt. Dies ist nichts anderes als die Anwendung des Regelkreismodells im Pflegealltag mit dem Ziel, pflegerisches Handeln zu systematisieren und zu professionalisieren. Die vier Schritte des Pflegeprozesses entsprechen denen des Regelkreises:

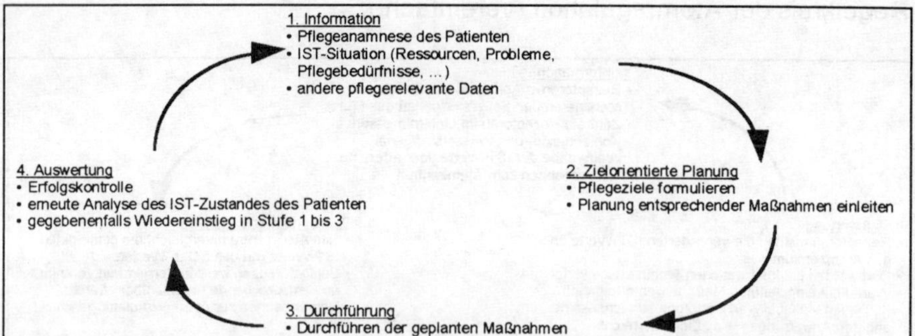

Vielfach wird in der Fachliteratur der Begriff des Pflegeprozesses mit dem der Pflegeplanung synonym verwendet.

Da Planung jedoch per Definition keineswegs die Handlungsebene umfaßt, ist es meines Erachtens sinnvoller, die Pflegeplanung als integratives Element des Pflegeprozesses und damit als Grundlage des Pflegehandelns zu begreifen.

Die Anwendung des Regelkreises in der Pflege setzt ein Grundverständnis von Pflege voraus:

- Pflege ist planbar
- Pflege ist zielorientiert
- Pflege ist systematisch durchführbar
- Pflege ist problemlösungsorientiertes Handeln
- Pflege ist nachvollziehbar, begründbar und dokumentierbar
- Pflege ist überprüfbar
- Pflege ist veränderbar

Der Pflegeprozeß kann Grundlage eines dynamischen Pflegekonzeptes sein. Seine entscheidenden Merkmale sind:

1. Abhängigkeit von der aktuellen Situation
2. Flexibilität in der Regulierung des Geschehens unter Berücksichtigung der Zielvorgaben

Spätestens an dieser Stelle wird deutlich, daß der Pflegeprozeß keineswegs speziell für die Pflege gemacht wurde, sondern lediglich die Übertragung eines allgemeingültigen Konzeptes für geplantes Handeln auf die besondere Situation der Pflege ausdrückt.

Die Pflegenden sind zunehmend dabei, ihn als sinnvolles Instrument in den Arbeitsalltag zu integrieren. Viele andere Arbeitsbereiche haben diesen Schritt bereits getan.

7. Das Regelkreismodell als ablauforganisatorische Hilfe bei der Gestaltung der praktischen Anleitung

Vielleicht werden Sie ein wenig verwundert sein über die vorangegangenen Ausflüge in die Kybernetik und zum Pflegeprozeß. Sollte es damit aber möglich geworden sein, dem Regelkreismodell etwas von der ihm in Pflegekreisen oftmals anhaftenden Exotik zu nehmen, haben die Ausführungen ihren Zweck erfüllt.

Im folgenden werde ich versuchen, Ihnen das Regelkreismodell als ablauforganisatorisches Hilfsinstrument zur Orientierung bei der Problemanalyse, der Zielfindung, dem Weg der Problemlösung und der Auswertung nahezubringen.
Durchgängiger Bezugspunkt dieses Kapitels wird die konkrete Handlungsebene sein und damit die Integration des Regelkreismodells in den Arbeitsalltag der Praxisanleiterinnen.

Allerdings, diese Anmerkung sei vorangestellt, ist dieses Modell ebensowenig wie jedes andere ein Garant für die Erreichung der gesetzten Ziele.
Kriterien für die Zielerreichung sind vielmehr qualitativer Art. Sie machen sich an den Inhalten fest, mit denen dieses Modell gefüllt wird.
Denn keine noch so perfekt geplante Handlung kann den erwünschten Effekt bringen, wenn sie wesentliche Einflußfaktoren unberücksichtigt läßt, am Problem vorbei geht oder aber unrealistische Ziele anstrebt.

Die folgenden Abschnitte ordnen den einzelnen Schritten des Regelkreises jeweils bestimmte Fragestellungen und Tätigkeiten zu.
Analog zum Pflegeprozeß, bei dem der Patient im Zentrum der Betrachtung steht, ist es hier die Auszubildende mit ihren individuellen Ressourcen, Bedürfnissen und Problemen.

Die vier Schritte zur Gestaltung der praktischen Anleitung beziehen sich im folgenden jeweils auf eine einzelne Auszubildende. In der Praxis ist diese individuelle Förderung die am häufigsten angewendete Methode der praktischen Anleitung.

Das hier vorgestellte ablauforganisatorische Vorgehen kann aber auch für alle didaktische Varianten Verwendung finden (Gruppenunterricht, Fallbesprechung, u. a.).

7.1 Information

Die Sammlung aller für die Praxisanleitung relevanten Informationen ist elementare Grundlage jeder Planung. Vollständigkeit und sinnvolle Auswertung dieser Daten erleichtern Problemanalyse und Zielfindung und in der Folge die Entscheidung für einen angemessenen didaktischen Weg.

Die Informationssammlung sollte Angaben zu folgenden Bereichen umfassen:

- Person der Auszubildenden
- Person der Anleiterin
- Beziehung zwischen Anleiterin und Auszubildender
- Umfeld

7.1.1 Auszubildende

Die Auszubildende ist im Zentrum der individuellen Förderung. Aufgabe der Praxisanleiterin ist es zunächst, herauszufinden, wo sie steht. Zur Klärung dieses Standortes, wird die Beantwortung der folgenden Fragen sinnvoll sein:

- In welchem Ausbildungsabschnitt befindet sich die Auszubildende?
- Welches theoretische Fachwissen ist real verfügbar?
- Welche praktischen Fähigkeiten sind vorhanden?
- Welches sind die Ressourcen der Auszubildenden?
- Welches sind aktuelle Lernbedürfnisse und Interessen?
- Welche Probleme hat die Auszubildende?

Von besonderer Bedeutung für die Planung einer praktischen Anleitung ist die Ermittlung individueller Ressourcen als Ansatzpunkte der Förderung. Gleiches gilt für die Analyse spezifischer Probleme.

Zur Konkretisierung vorhandener Ressourcen und Probleme kann dieses Zuordnungsschema hilfreich sein (siehe auch Kapitel 7.2.2 „Probleme“, Seite 123 und Kapitel 7.2.3 „Ressourcen“, Seite 133).

Einige willkürlich gewählte Beispiele sind zur Veranschaulichung eingefügt.

	Ressourcen	Probleme
Pflegetechniken	• korrekter Umgang mit Sterilgut • Verfügbarkeit theoretischer Kenntnisse zur subkutanen Injektion	• zeigt Unsicherheiten in der Ausführung verschiedener Lagerungstechniken nach Bobath • mangelnde theoretische Kenntnisse zur Versorgung von Wunddrainagen
Kommunikation	• erfragt gezielt Bedürfnisse des Patienten • dokumentiert und vermittelt alle relevanten Informationen selbständig	• gelegentlich Mißverständnisse aufgrund sprachlicher Defizite • wirkt im Gespräch mit dem Patienten oftmals belehrend und distanzlos
Soziales Bezugssystem	• fühlt sich von dem Stationsteam unterstützt • nutzt die Lernangebote der Station	• Außenseiterposition im Ausbildungskurs • fühlt sich von der Stationsleitung unfair behandelt
Personale Faktoren	• zeigt Neugier und Interesse • fordert aktiv Unterstützung ein	• erkennt häufig nicht eigene Grenzen • Überlastungserscheinungen bedingt durch familiäre Situation
Arbeitsorganisation	• bereitet bekannte pflegetechnische Verrichtungen umfassend vor • zeigt sinnvolle Prioritätensetzung und entsprechende Zeitplanung	• ist über die Aufteilung der Arbeitsbereiche im Team häufig nur mangelhaft informiert • verliert in Streßsituationen schnell den Überblick

7.1.2 Anleiterin

Ein in der Pflege häufig zu beobachtendes Phänomen ist die mangelnde Wahrnehmung oder Nichtbeachtung persönlicher Grenzen. Immer wieder fällt auf, wie an Pflegekräfte, an Lehrerinnen für Pflegeberufe und ungemindert auch an die Praxisanleiterin Erwartungen und Ansprüche herangetragen werden, die in ihrer Komplexität nicht realisierbar sind.

Um bei dem Beispiel der Praxisanleiterin zu bleiben, treffen eine ganze Reihe unterschiedlicher Erwartungen von verschiedenen Seiten aufeinander:

- Ihr pflegerisches Fachwissen soll beständig auf dem aktuellsten Stand sein.
- Sie soll informiert sein über die in der Schule vermittelten Inhalte zu bestimmten Pflegethemen.
- Selbstverständlich soll sie wissen, welche einzelnen Pflegevarianten auf den Stationen praktiziert werden und wie diese mit dem theoretischen Wissen der Auszubildenden in Einklang zu bringen sind.
- Sie hat allzeit bereit zu sein für die Beantwortung von Fragen der Auszubildenden.
- Die Schlichtung von Konflikten im Einsatzfeld gehört ebenso zu ihren vermeintlichen Aufgaben, wie die Vermittlung zwischen Theorie und Praxis.
- Arbeitsorganisation und Strukturierung im Stationsalltag überblickt sie und paßt ihre Zeitplanung entsprechend an.
- Selbstverständlich berücksichtigt sie gleichermaßen die Interessen der Auszubildenden, des Stationsteams, der Schule und nicht zuletzt der Pflegedienstleitung.
- Sie verhält sich so, daß sie von den Auszubildenden akzeptiert und anerkannt wird.
- Als Pädagogin schafft sie es mühelos, jeder Auszubildenden das erforderliche Fachwissen und entsprechende Handlungskompetenzen einfühlsam und geduldig nahezubringen.
- Im Umgang mit Patienten, Arbeitskolleginnen und Vorgesetzten ist sie stets Vorbild.

Vermutlich würde es Ihnen nicht schwerfallen, diese Liste noch endlos fortzusetzen.

Es soll aber keineswegs darum gehen, Strategien zu entwickeln, wie sich all diese Ansprüche vereinbaren lassen!

Zwar ist es von entscheidender Bedeutung, sich diese Ansprüche und Erwartungen bewußt zu machen und zuzuordnen, aber ebenso wichtig ist es, sich davon zu distanzieren.

Die unselektierte Verinnerlichung der Ansprüche anderer als Erwartungen an die eigene Person ist destruktiv und wirkt sich in jeder Hinsicht hemmend auf kompetentes Handeln aus.

Jeder Mensch hat Fähigkeiten und Grenzen. Diese für sich selbst zu erkennen ist entscheidend. Gerade in der Pflege ist es oft zu beobachten, daß der Anspruch der Multifunktionalität und uneingeschränkter Belastbarkeit verinnerlicht wird und in der Folge persönliche Grenzen nicht mehr wahrgenommen oder mißachtet werden.

Zu dem Prozeß der Professionalisierung, der Steigerung von Kompetenz und nicht zuletzt dem persönlichen Wachstum gehört aber gerade die Selbstreflexion.

Das Erkennen und der Einsatz persönlicher Ressourcen schafft Selbstbewußtsein. Die Erkenntnis und der offene Umgang mit Grenzen ermöglicht gezielte Kompetenzerweiterung und damit verbunden persönliches Wachstum.

Auch aus pädagogischen und psychologischen Erwägungen heraus lohnt es sich, über folgende Aspekte nachzudenken und sich über den eigenen Standort bewußt zu werden:

Fachwissen

- Was weiß ich zum Thema der praktischen Anleitung?
- Worüber muß ich mich informieren?
- Was interessiert mich besonders?
- Wer kann mich unterstützen?

Pädagogik / Didaktik

- Auf welchen didaktischen Wegen fühle ich mich sicher?
- Möchte ich etwas Neues probieren? Was?
- Was würde mich z. Zt. überfordern?
- Was möchte ich vermeiden?

Umfeld

- Wie fühle ich mich in dem Einsatzgebiet, in dem die praktische Anleitung stattfinden wird?
- Wie waren meine Erfahrungen bei vorangegangenen praktischen Anleitungen?
- Wer im Arbeitsteam kann mir Unterstützung geben?

Auszubildende

- Was schätze ich an der Auszubildenden?
- Mit welchen konkreten Verhaltensweisen habe ich Schwierigkeiten?
- Wie ist meine Einstellung im Hinblick auf die bevorstehende praktische Anleitung?

7.1.3 Beziehung zwischen Anleiterin und Auszubildender

Jedes Lernen ist ein gemeinsamer Prozeß von Lernender und Lehrender. Beide sind an der Gestaltung des Geschehens beteiligt.

Die Art der Beziehung miteinander kann lernfördernd oder lernhemmend sein (siehe auch Kapitel 3.2 „Der pädagogische Auftrag", Seite 18).

Die Gestaltung der Beziehung ist abhängig von vielen Faktoren:

- Verteilung der Rollen
- Verteilung der Verantwortung für den Lernprozeß
- gegenseitige Akzeptanz und Wertschätzung
- Einfühlungsvermögen
- Abgrenzung
- Offenheit in der Kommunikation
- Ängste und Unsicherheiten in der Begegnung
- aktuelles Befinden der Beteiligten

Über eine Reflexion vorangegangener Erfahrungen in praktischen Anleitungssituationen und anderen Kontakten läßt sich auch zu diesen Punkten der jeweilige Standort klären und im Hinblick auf die neue Begegnung auswerten.

7.1.4 Umfeld

Die Gegebenheiten des Einsatzortes fließen in Planung und Durchführung der praktischen Anleitung ein. Die Nutzung spezifischer Bedingungen kann eine ganze Reihe von Anknüpfungspunkten schaffen und ermöglicht so eine gezielte Ausrichtung der Anleitung. Hier einige relevante Aspekte:

- Wie ist das Ausbildungsangebot des Einsatzfeldes?
- Welches sind die pflegerischen Schwerpunkte?
- Mit welchem Pflegesystem wird gearbeitet?
- Welche Hilfsinstrumente zur Arbeitsorganisation (Pflegeprozeß, Pflegedokumentation, Pflegestandards) werden angewendet?
- Was sind besondere Merkmale der Patienten- bzw. Bewohnergruppe?
- Wie ist die berufliche Qualifikation der Mitarbeiterinnen im Einsatzort?
- Welchen Stellenwert hat die praktische Anleitung im Arbeitsalltag des Teams?
- Welche Rolle hat die Auszubildende im Team?
- Wie ist die Begleitung des praktischen Einsatzes?
- Wer ist zuständig für diese Aufgabe?
- Was schätzt das Team an der Auszubildenden?
- Gibt es konkrete Verhaltensweisen der Auszubildenden, mit denen das Team Probleme hat?
- Welche aktuellen Einflüsse begünstigen oder behindern voraussichtlich die praktische Anleitung?

7.1.5 Praxisbogen Ausbildungsangebot

Als organisationstechnisches Hilfsinstrument zur Erfassung des Ausbildungsangebotes wird im Hessischen Curriculum Krankenpflege, bzw. Kinderkrankenpflege (Deutscher Berufsverband für Krankenpflege, 1990 / 1991) der Praxisbogen Ausbildungsangebot vorgestellt.

Dieser Bogen wird von dem Team im Praxisfeld ausgefüllt. Die Angaben sind spezifisch für das jeweilige Einsatzgebiet. Er erfaßt zum einen Aufgaben und Ziele der Pflege in diesem Bereich und zum anderen spezielle Pflegetätigkeiten bezogen auf die „Aktivitäten des täglichen Lebens“ in Anlehnung an die Pflegetheorie von Nancy Roper et al. (1987).

Aber auch der Umgang mit organisatorischen Hilfsmitteln der Pflege (Pflegeprozeß, Pflegedokumentation, Pflegestandards) wird als Lernangebot erfaßt. In einem weiteren Abschnitt werden administrative Tätigkeiten und Aufgaben im Bereich der Kommunikation, Kooperation und Koordination angeführt.

Die Arbeit mit dem Praxisbogen Ausbildungsangebot bietet allerdings noch eine ganze Reihe anderer Möglichkeiten, die über die Erfassung des konkreten Lernangebotes eines Einsatzortes hinausgehen:

1. Dialog im Team des Praxisfeldes zum Thema Ausbildung

Das gemeinsame Ausfüllen des Bogens und die damit verbundenen Diskussionen setzen eine Reflexion der täglichen Arbeit voraus. Alltägliche Arbeitsabläufe werden auf ihre ausbildungsrelevanten Inhalte hin überprüft. Insgesamt wird damit eine womöglich neue Perspektive in die Diskussion hineingetragen:

Das Begreifen des Arbeitsfeldes als Ort der Ausbildung und die Rolle der Auszubildenden als Lernende.

2. Leitfaden für Auszubildende:

Die Einsicht in den Praxisbogen Ausbildungsangebot vor einem neuen Praxiseinsatz ermöglicht den Auszubildenden eine grobe Orientierung. Möglicherweise lassen sich Unsicherheiten und Ängste reduzieren, wenn die Auszubildenden einschätzen können, was sie in dem neuen Einsatzgebiet erwarten wird.

Diese Transparenz kann sich produktiv auf den Lernprozeß auswirken, indem sie bei den Auszubildenden die Bereitschaft zur aktiven Mitgestaltung der praktischen Ausbildung fördert. Es wird möglich, bereits im Vorfeld eigene Interessenschwerpunkte zu finden und die Bearbeitung dieser Themen selbst einzubringen.

Um diese Motivation zu erhalten, ist ein kooperatives Miteinander allerdings unerläßlich. Entsprechende Anregungen der Auszubildenden sollten dann auf fruchtbaren Boden fallen (vgl. Kapitel 5 „Didaktische Möglichkeiten in der praktischen Ausbildung“, Seite 58).

Mindestens aber ist die Chance gegeben, noch einmal gezielt entsprechende theoretische Inhalte zu rekapitulieren.

3. Kooperation mit der Schule

Häufig ist die Vorstellung der Unterrichtskräfte der Schule über die Ausbildungsinhalte der jeweiligen Praxisfelder eher diffus. Oft sind es die Auszubildenden selbst, die hier als Informationsträger funktionalisiert werden.

Der Praxisbogen Ausbildungsangebot kann in diesem Zusammenhang als wichtiges Instrument zur direkten Zusammenarbeit begriffen werden.

Die beiden Teile der Pflegeausbildung, Theorie und Praxis, werden gegenseitig transparenter und damit enger verknüpft.

Zum einen erleichtert der Bogen die gezielte Vorbereitung der Auszubildenden vor dem jeweiligen Einsatz.
Zum anderen wird es möglich, spezielle pflegerische Probleme aus dem Praxisfeld aufzugreifen und theoretisch aufzuarbeiten.

Durch die Kenntnis der speziellen Ausbildungsangebote wird die Entwicklung zielgerichteter Praxisaufgaben oder Tätigkeitskataloge für die Auszubildenden vereinfacht.

Unter Betrachtung des gesamten Zeitrahmens der Ausbildung kann auch eine sinnvolle Einsatzplanung erleichtert werden.

Die Arbeit mit dem Praxisbogen Ausbildungsangebot kann so für Auszubildende, Arbeitsteam im Praxisfeld und Schule gewinnbringend sein. Nicht zuletzt leistet er einen Beitrag zur Annäherung von Theorie und Praxis.

Die angeführten Lernangebote sollen allerdings nicht mit einem Pflichtprogramm verwechselt werden. Es geht vielmehr darum, eine für die jeweilige Auszubildende geeignete Auswahl zu treffen.

<u>Hinweise zum Ausfüllen des Bogens:</u>

1. **Es hat sich gezeigt, daß die Beantwortung der Frage nach Aufgaben und Zielen der Pflege häufig Probleme bereitet.**

Es geht hier nicht um spezielle, von der jeweiligen Pflegeplanung abhängige Ziele im konkreten Einzelfall, sondern um das Erfassen der übergeordneten, grundsätzlichen Ziele in der Arbeit dieses Praxisfeldes.

Diese Ziele sind leitend für die gesamte Arbeit in diesem Bereich. So zum Beispiel:

- ***Ambulanter Pflegedienst:***
  Ermöglichung des Lebens in der eigenen Wohnung mit entsprechenden Hilfen, Pflegebedarfsermittlung, Koordination notwendiger Hilfen, Beratung von Angehörigen, ...
- ***Wohngruppe alter Menschen:***
  Erhalt der Selbständigkeit, ...

- ***Internistische Station, Onkologie, Geriatrie, ... :***
  Ermöglichung eines schmerzfreien, würdevollen Sterbens, ...
- ***Chirurgische Station:***
  Begleitung vor und nach chirurgischen Eingriffen, Erhalt einer keimarmen Umgebung, ...
- ***Rehabilitationsklinik:***
  Weitestgehende Unabhängigkeit von Hilfspersonen, berufliche Integration und / oder Neuorientierung, ...
- ***Suchtbereich, Psychosomatik:***
  Erkennen und Verändern krankmachender Lebensführung, ...
- ***Kinderklinik:***
  Zusammenarbeit mit den Eltern, Förderung der Kontaktaufnahme der Kinder untereinander, ...
- ***Aufnahme Psychiatrie, Intensivstation:***
  Abwendung von akuten Gefahren, Stabilisierung des Zustandes (Krisenintervention), ...

2. Einige im Angebot befindliche Pflegetätigkeiten werden sicher mehrere „Aktivitäten des täglichen Lebens" umfassen, so daß entsprechend die Zuordnung in unterschiedliche Rubriken erfolgen könnte.

Beispiel: Lagerungstechniken

- Bewegung
- Aufrechterhaltung der Vitalfunktionen
- Ruhe und Schlaf

Lagerungstechniken ließen sich ganz sicher aus jeweils gut nachvollziehbaren Gründen in jede dieser Rubriken (oder vielleicht auch in eine andere) einordnen. Es ist eine Frage der Perspektive.

Letztendlich entscheidend ist aber nicht wo ein Angebot steht, sondern daß es angeführt ist.

Die Rubriken sind in diesem Zusammenhang nicht mehr als eine Ordnungshilfe.

Praxisbogen Ausbildungsangebot

Praxisbogen Ausbildungsangebot - Seite 1-

Einsatzgebiet: ____________________ Station: __________

1. Aufgaben und Ziele der Pflege

---

2. Pflegetätigkeiten, bezogen auf-

2.1 Kommunikation

2.2 Körperpflege und Kleidung

2.3 Aufrechterhaltung der Vitalfunktionen

Praxisbogen Ausbildungsangebot - Seite 2-

2.4 Nahrungsaufnahme und Ausscheidung

2.5 Bewegung

2.6 Ruhe und Schlaf

2.7 Arbeit und Freizeit

2.8 Sexualität

Praxisbogen Ausbildungsangebot - Seite 3-

2.9 Sterben und Tod

3. Tätigkeiten in Zusammenhang mit organisatorischen Hilfsmitteln der Pflege

3.1 Pflegeprozeß

3.2 Pflegedokumentation

3.3 Pflegestandards

Praxisbogen Ausbildungsangebot - Seite 4-

4. Administrative Tätigkeiten

4.1 Vor- und Nachbereitung von diagnostischen und therapeutischen Maßnahmen

4.2 Bestellungen, Anforderungen

4.3 Meldungen für die Verwaltung

4.4 Sonstiges

Praxisbogen Ausbildungsangebot - Seite 5-

5. Tätigkeiten im Bereich der Kooperation, Kommunikation, Koordination

5.1 Patienten und Angehörige

5.2 Pflegeteam

5.3 Ärztlicher Dienst

5.4 Andere Berufsgruppen

Praxisbogen Ausbildungsangebot - Seite 6-

6. Organisation des Pflegedienstes

6.1 Pflegesystem

6.2 Besonderheiten, Bemerkungen

Praxisbogen Ausbildungsangebot erstellt am: ____________________

von: ____________________

Praxisbogen Ausbildungsangebot (aus: Deutscher Berufsverband für Krankenpflege e. V. Hrsg.: Hessisches Curriculum Krankenpflege. 2. Ausbildungsabschnitt, 1991, S. 107 ff.)

7.2 Zielorientierte Planung

Nachdem nun alle für die praktische Anleitung relevanten Informationen erfaßt wurden, beginnt die konkrete Planung einer Anleitungssequenz. Die Ergebnisse der Planung sind Grundlage der nachfolgenden Handlungsschritte.

Aus diesem Grunde ist die Beteiligung der Auszubildenden unerläßlich. Alle Entscheidungen sollten das Ergebnis eines gemeinsamen Prozesses sein. Der Erfolg der praktischen Anleitung steht und fällt mit der Bereitschaft der Auszubildenden, für diesen Prozeß Verantwortung zu übernehmen. Diese Bereitschaft kann allerdings nur dann erwartet werden, wenn der Entscheidungsprozeß für die Auszubildenden transparent ist und mitgetragen wird.

Das Problem, das es zu lösen gilt, ist schließlich ein Problem der Auszubildenden. Die Aufgabe der Praxisanleiterin ist lediglich, die Auszubildende bei der Bewältigung des Problems zu unterstützen. Niemand kann in diesem Zusammenhang die Aufgabe übernehmen, das Problem für die Auszubildende lösen zu wollen oder auch nur die Problemlösung für die Auszubildende zu planen – wohl aber mit ihr.

Die Erfahrung zeigt, daß Auszubildende sich bei einem solchen Verfahren mit ihren Problemen und Bedürfnissen angenommen fühlen. Sie sind dann sehr viel eher bereit, die Gestaltung der praktischen Anleitung mitzutragen und für ihren Lernprozeß Verantwortung zu übernehmen.

Der nachfolgende Abschnitt beschäftigt sich mit vier Aspekten zielorientierter Planung. Die vorgegebene Reihenfolge der Bearbeitung ist logisch sinnvoll und hat sich in der Praxis bewährt.

1. Ziele
2. Probleme
3. Ressourcen
4. Didaktische Entscheidungen

7.2.1 Ziele

Ziele bezeichnen immer einen gewünschten Zustand. Vielleicht erinnern Sie sich:
Das Seepferdchen in unserer Geschichte (Kapitel 6 „Das Regelkreismodell“, Seite 88) hatte zum Ziel, sein Glück zu finden. Vermutlich ist dieses Ziel für uns alle erstrebenswert. Aber wie können wir entscheiden, welche Schritte uns diesem Ziel näher bringen werden?

Zunächst müssen wir versuchen, dieses Ziel zu konkretisieren:

- Was bedeutet für uns Glück?
- Welche Bedingungen müssen erfüllt sein, damit wir uns glücklich fühlen?
- Wie sieht der Zustand aus, wenn wir glücklich sind?
- Woran werden wir erkennen, daß wir unser Glück gefunden haben?

Je klarer für uns das Bild des gewünschten Zieles (Zustandes) geworden ist, desto leichter fällt uns dann die Erkenntnis, welche Wege uns dorthin führen könnten.

Entscheidend ist, daß wir aus unseren Zielen konkrete Handlungen ableiten können.
Erst wenn das möglich ist, ist es uns gelungen, unverbindliche Absichtserklärungen zu wirklich ernstgemeinten Zielen gemacht zu haben.

Für die praktische Anleitung brauchen wir klare, konkrete und unmißverständliche Ziele, denn hier geht es genau darum, zielorientiert zu planen und angemessene Handlungen abzuleiten.

Darüber hinaus sind klar definierte Ziele die Grundlage zur Auswahl von Inhalten, didaktischen Wegen und Methoden der praktischen Anleitung.
<u>Vorsicht:</u>
Ziele beschreiben niemals Inhalte oder Ablauf der praktischen Anleitung, sondern immer nur ihr angestrebtes Ergebnis.

Kriterien der Zielsetzung

Ziele, auf die wir unser Handeln orientieren werden, dürfen keine Luftschlösser sein. Sie müssen deshalb unbedingt

- realistisch,
- erreichbar und
- überprüfbar sein.

Ein Ziel ist nur dann realistisch, wenn sein Erreichen überhaupt in der Macht derjenigen steht, die es anstreben. Ressourcen und Energien derjenigen, die ein Ziel anstreben, sind hier als entscheidende Faktoren ebenso zu berücksichtigen, wie feststehende Lerninhalte oder Rahmenbedingungen.

Es ist immer frustrierend, ein Ziel nicht zu erreichen. Aus lernpsychologischen und motivationstheoretischen Gründen ist es darum sinnvoll, langfristige Ziele oder Ziele mit komplexen Anforderungen in „überschaubare Portionen“ einzuteilen. Dieses, als Operationalisierung bezeichnete Verfahren, ermöglicht immer wieder kleine Erfolgserlebnisse in relativ kurzen Zeitabständen. Erfolgserlebnisse wiederum machen Mut, sich an neue Aufgaben zu wagen.

Zu einem festgesetzten Zeitpunkt, werden wir unser zielorientiertes Handeln auf seinen Erfolg überprüfen. Dies ist natürlich nur dann möglich, wenn der Zielzustand als solches überprüfbar ist. Das heißt, er muß uns unmißverständliche Indikatoren liefern, an denen wir den Erfolg messen können. In der Praxis bedeutet das, sich bereits in der Planungsphase zu überlegen, welche Kriterien erfüllt sein müssen, damit das Ziel als erreicht gilt.

Analyse der Ziele

In der praktischen Ausbildung relevante Ziele lassen sich in der Regel drei Bereichen zuordnen:

1. Vorgegebene Ziele:

Hier handelt es sich um festgeschriebene Ziele, die für alle Auszubildenden gleichermaßen Gültigkeit haben. Sie sind möglicherweise in einem Lehrplan als Ziele für diesen Ausbildungsabschnitt definiert oder aber in einem Tätigkeitsheft als einsatzbezogene Ziele festgehalten. Vorgegebene Ziele können aber auch durch die Pflegeschule in die Praxis hineingetragen werden, beispielsweise als erwartetes Ergebnis einer Praktikumsaufgabe.

2. Problemorientierte Ziele:

Ausgangspunkte sind offensichtlich gewordene Probleme, die spezifisch sind für eine Auszubildende. Ziele dieser Art sind deshalb problem- und personengebunden.

3. Individuelle Ziele:

Hier bestimmt die Auszubildende, was ihre ganz persönlichen Ziele sind. Diese Gruppe von Zielen kann sich mit den problemorientierten oder vorgegebenen Zielen sowohl decken, als auch unterscheiden. Selbstverständlich kann ein individuelles Ziel auch in Widerspruch zu einem vorgegebenen Ziel stehen, womöglich gar mit diesem unvereinbar sein. Individuelle Ziele können sich auf Ausbildungsinhalte, Rahmenbedingungen, spezielle Probleme oder aber auf die Entwicklung der eigenen

Person beziehen. So kann es hier zum Beispiel darum gehen, bestehende Wertvorstellungen zu hinterfragen. Auch das Bedürfnis, Unsicherheiten und Ängste abzubauen oder bestimmte Verhaltensweisen zu verändern, kann sich aus den individuellen Zielen entwickeln.

Der Umgang mit vorgegebenen Zielen ist eher pragmatischer Art. Über diese Ziele gibt es in der konkreten Ausbildungssituation wenig zu diskutieren.

Anders allerdings ist die Sachlage auch hier bei der Frage nach dem Weg zum Ziel und den daraus resultierenden Schritten . Die Klärung der Frage, „wie erreichen wir, daß …?“ ist auch hier das Ergebnis einer gemeinsamen Entscheidung von Auszubildenden und Praxisanleiterin.

Worauf beziehen sich Ziele in der Pflegeausbildung?

Das Erreichen eines Lernzieles ist immer mit der Entwicklung konkreter Fähigkeiten verbunden.

Die klassische Einteilung von Lernzielen (nach Bloom, 1972) orientiert sich an drei Kategorien, denen sich jeweils bestimmte zu erwerbende Fähigkeiten zuordnen lassen:

- kognitiv
- psychomotorisch
- affektiv

Entsprechend werden die mit den Erwerb dieser Fähigkeiten verbundenen Zielsetzungen als kognitive, psychomotorische oder affektive Lernziele bezeichnet.

Ich denke, daß diese Kategorisierung auch für die Anwendung in der Pflegeausbildung sinnvoll ist, wenn es gelingt, diese abstrakten Begriffe für die konkrete Arbeit mit Inhalt zu füllen.

Allerdings möchte ich voranstellen, daß der Einteilung von Zielen in diese drei Kategorien eher strukturierende Bedeutung zukommt.

Inhaltlich wird das Erreichen insbesonde globalerer Ziele in der Pflegeausbildung von der Entwicklung von Fähigkeiten aus allen drei Bereichen abhängen, wenn auch mit jeweils unterschiedlicher Schwerpunktsetzung. Bedingt durch die Komplexität der Anforderungen an das Pflegepersonal, zeichnet sich die praktische Ausbildung gerade dadurch aus, daß sie diese drei Komponenten zusammenfließen läßt.

Unter analytischen und pragmatischen Aspekten ist diese Differenzierung in der Planung aber dennoch sinnvoll. Um didaktische Entscheidungen zu treffen, konkrete Handlungsschritte zu planen und Kriterien zur Überprüfbarkeit zu entwickeln, sind wir darauf angewiesen, die Bezugspunkte der Lernziele möglichst präzise zu klären. Bei dieser Arbeit kann uns die genannte Einteilung durchaus unterstützen.

Kognitive Lernziele beziehen sich auf Denken und Wissen, die Entwicklung von intellektuellen Fähigkeiten und den Erwerb von Kenntnissen.

Beispiele:

- Risiken und Nebenwirkungen der im Wohnbereich gebräuchlichen Abführmittel erläutern können.
- Die Funktion der Niere am anatomischen Modell erklären können.
- Im Übergabegespräch alle pflegerelevanten Informationen zu einem Patienten vollständig, korrekt und systematisiert weitergeben.

Psychomotorische Ziele beziehen sich auf die handwerklichen, technischen und motorischen Fähigkeiten einer Auszubildenden.

Beispiele:

- Auszubildende A. zeigt beim Betten eines Patienten eine rückenschonende Arbeitsweise.
- Auszubildende P. reinigt und desinfiziert das Absauggerät vorschriftsmäßig.
- Auszubildende B. führt selbständig das Einmalkatheterisieren einer Patientin aus. Sie informiert die Patientin einfühlsam und sachgerecht, ist umsichtig und korrekt in der Arbeitsorganisation, führt den Vorgang des Katheterisierens technisch korrekt und hygienisch einwandfrei durch.

Affektive Lernziele beziehen sich auf innere Prozesse, wie die Reflexion von Einstellungen und Werten, die Entwicklung neuer Werthaltungen, die Veränderung von Interessen- und Motivationslage, sowie auf die Entwicklung und Stabilisierung von Persönlichkeitsmerkmalen.

Beispiele:

- Akzeptanz von kulturellen und religiösen Unterschieden der Menschen verschiedener Nationen, sowie die Bereitschaft, die daraus

erwachsenden besonderen Bedürfnisse in der Pflege zu berücksichtigen.
- Auszubildende U. erkennt Pflegesitationen, die sie als besondere Belastung erlebt und holt sich entsprechende Unterstützung.
- Auszubildende N. nimmt in der Pflege des Kindes A. gegenüber den Angehörigen eine beratende, unterstützende und kooperierende Haltung ein. Sie akzeptiert die Grenzen der Familie.

An den Beispielen wird deutlich, daß die drei Dimensionen sich keineswegs ausschließen, sondern vielmehr gegenseitig bedingen. Es kann also nicht genügen, bestimmte kognitive Fähigkeiten zu haben, ohne diese in entsprechenden Situationen auch anwenden zu können. Umgekehrt können die Kenntnisse relevanter Fakten elementare Grundlage sein, um ein psychomotorisches Lernziel zu erreichen.

Nahezu alle pflegerischen Handlungen sind Interaktionsprozesse und erfordern somit kommunikative Fähigkeiten, Empathie, aber auch Abgrenzung. Diese Fähigkeiten gilt es in der Ausbildung (und auch darüber hinaus) zu erwerben. Affektive Lernziele beziehen sich am offensichtlichsten auf diese Bereiche. Sie sind untrennbar mit der Entwicklung der Person verbunden. Aus diesem Grunde sind sie langwierig und immer nur in ungezählten kleinen Schritten zu erreichen. Häufig sind gerade die Wege zu diesem Ziel nicht planbar, die Erreichung des Ziels kaum zu überprüfen.

Ihr Einfluß als Praxisanleiterin auf diesen Prozeß ist fraglich. Wenn Ihre Beziehung zu den Auszubildenden von diesen als positiv erlebt wird, gelingt es Ihnen vielleicht, einige von ihnen für bestimmte Themen zu sensibilisieren, womöglich das eine oder andere festgefahrene Muster aufzuweichen.

Aber: Es wird nur dann ein Stück vorangehen, wenn die Zeit dazu reif ist.

Nehmen wir ein Beispiel:

Sie erleben Auszubildende K. als schüchtern, zurückhaltend und wenig selbstbewußt. Sie läßt sich von Patienten „um den Finger wickeln“ und von ihren Kolleginnen alle ungeliebten Arbeiten aufdrücken. K. ist resigniert und weiß sich nicht zu wehren.

Mögliches Lernziel könnte sein:

K. soll selbstbewußter und offensiver handeln und sich angemessen abgrenzen gegenüber den Erwartungen anderer.

Sie haben mit Auszubildender K. über ihre Einschätzung gesprochen und mit ihr gemeinsam dieses Ziel formuliert. K. ist hochmotiviert und möchte dieses Ziel für sich erreichen.

Und jetzt?

- Entwerfen Sie nun ein Lernprogramm „Selbstbewußtsein"?
- Bitten Sie die Kolleginnen, diese Aufgabe zu übernehmen?
- Ziehen Sie eine psychologische Beratung hinzu?
- Beginnen Sie selbst mit therapeutischen Interventionen?
- Versuchen Sie, das Ganze schnell zu vergessen?

Ein solch globales Ziel ist nicht geeignet, es geplant und zielorientiert zu erarbeiten und anschließend abzuschließen. Bestenfalls können Sie Ihre Aufmerksamkeit und Anteilnahme betonen, sowie immer wieder in der Planung und Durchführung konkreter praktischer Ausbildungssituationen überlegt und wohldosiert entsprechende Herausforderungen stellen, die möglicherweise kleine Impulse geben können.

Im Rahmen von Nachgesprächen beispielsweise können Sie dieses Thema immer wieder zur Sprache bringen, um die Auszubildende in ihrer Selbstreflexion zu unterstützen.

Bei entsprechender Begleitung und Bestärkung hat Auszubildende K. dann womöglich eine Chance, einen kleinen Schritt auf ihr Ziel zuzugehen.

Aber überschätzen Sie nicht die Möglichkeiten Ihrer Einflußnahme!

Bleiben Sie realistisch und versuchen Sie, ein wenig Vertrauen in das grundlegende Bestreben der Menschen nach Selbstverwirklichung und persönlichem Wachstum zu haben.

Die Zeit der Ausbildung ist (nicht nur) biographisch und entwicklungspsychologisch gesehen eine Zeit der Spannung, der Veränderung und der Reife – auch ohne ihr Zutun.

Wenn es Ihnen gelingt, die Beziehung zu den Auszubildenden so zu gestalten, daß sie diesen Prozeß begleiten und unterstützen können, dann haben Sie schon viel erreicht.

Zielformulierung

Bereits eingangs (Seite 110) habe ich auf die Wichtigkeit der Konkretisierung von Zielen hingewiesen. Die Analyse der Ziele ist der erste

Schritt zur Konkretisierung. Erst wenn diese Arbeit abgeschlossen ist, stehen wir vor der Aufgabe, das Ziel möglichst klar zu beschreiben.

Grundsätzlich gilt:

Zielformulierungen sollten so gewählt werden, daß sie auch für andere verständlich sind, die nicht unmittelbar an dem Entscheidungsprozeß mitgewirkt haben.

Es ist übrigens interessant festzustellen, wie oft gerade an diesem Punkt Schwierigkeiten auftreten. Scheinbar eindeutige Ziele werden plötzlich diffus, wenn es darum geht, sie in Worte zu fassen.
Mitunter kommen dann selbst bei denjenigen Zweifel auf, die an der Analyse des Zieles mitgewirkt haben. Seltsamerweise steht dann wieder eine Frage im Raum, die längst schon geklärt zu sein schien.

Dieses Dilemma ist ernstzunehmen, denn es hat seine Ursache immer in einer inhaltlichen Unklarheit.
Möglicherweise besteht doch noch kein klares Bild von dem angestrebten Zustand.
Oder aber es offenbaren sich bisher nicht thematisierte Aspekte oder mangelhaft bereinigte Unstimmigkeiten zwischen den an der praktischen Anleitung beteiligten Personen.

Zielorientiertes Handeln kann aber nur dann wirklich effektiv und erfolgreich sein, wenn alle Beteiligten auf das gleiche Ziel zuarbeiten.
Bestehenbleibende Unstimmigkeiten werden den folgenden Weg behindern und blockieren, mindestens aber wesentlich verlangsamen.

Deshalb ein praktischer Tip:

Schreiben Sie das Ziel auf. Versichern Sie sich, daß die Auszubildende (und auch alle anderen direkt an der Gestaltung der praktischen Anleitung beteiligten Personen) ihre Vorstellungen in dieser Formulierung wiederfinden.

Wie kann nun eine konkrete, brauchbare Zielformulierung aussehen? Eine zweckmäßige Zielbeschreibung sollte Ihnen mindestens die folgenden vier Fragen beantworten:

1. Was soll die Auszubildende TUN können?
2. WIE GUT soll sie es tun können?
3. Unter welchen BEDINGUNGEN soll sie es tun können?
4. BIS WANN soll sie es tun können?

1. Was soll die Auszubildende TUN können?

Ihre Zielbeschreibung muß also eine TÄTIGKEIT benennen. Die erlernten Fähigkeiten einer Auszubildenden kommen in einer Handlung zum Ausdruck.

Beispiele:

- ... den Bogen zur Pflegeanamnese ausfüllen ...
- ... Wadenwickel anlegen ...
- ... Instrumente benennen ...

Verben beschreiben entweder Tätigkeiten oder Zustände im weitesten Sinne:

<u>Tätigkeiten:</u> schreien, suchen, erfinden, beantragen, zuhören, verlieren, gehen, lesen, ...

<u>Zustände:</u> kennen, verstehen, reflektieren, anerkennen, akzeptieren, schlafen, abwarten, ...

Versuchen Sie immer dann, wenn ein Zustand das Ziel Ihrer Bestrebungen ist, diesen in einer konkreten Handlung zum Ausdruck kommen zu lassen und auch entsprechend zu formulieren.

<u>Beispiele:</u>

... die Anatomie eines Leberläppchens ***verstehen*** ... (Zustand)

Mögliche Handlungen, die diesen Zustand von außen erkennen lassen:

- ... die Anatomie eines Leberläppchens ***erklären*** ...
- ... einen Test über die Anatomie eines Leberläppchens ***bestehen*** ...
- ... die anatomische Struktur eines Leberläppchens an die Tafel ***zeichnen*** ...
- ... ein ***Referat*** in der Klasse über die Anatomie eines Leberläppchens ***halten*** ...

Überlegen Sie sich eine (oder mehrere) beobachtbare Tätigkeit(en), die jeweils am ehesten dazu geeignet scheint (scheinen), einen Zustand erkennbar zu machen.

Suchen Sie gezielt nach Tätigkeiten (und den entsprechenden Verben in der Formulierung), die sichtbar, hörbar oder fühlbar sind.

Verwenden Sie in Zielbeschreibungen wenn irgend möglich Verben, die sichtbare, hörbare oder fühlbare Tätigkeiten beschreiben.

Dies ist auch wichtig, wenn es um die Frage geht, ob ein Ziel erreicht wurde. Sie benötigen dann offensichtliche, nachvollziehbare Kriterien, nach denen Sie den Zustand beurteilen können.

Ob jemand beispielsweise über die Hygienemaßnahmen bei der Pflege von Patienten mit manifester AIDS-Erkrankung ausreichend informiert ist, werden Sie nicht sehen, hören oder fühlen können.

Wohl aber gibt es eine ganze Reihe von Tätigkeiten, in deren Ausführung sich der entsprechende Kenntnisstand spiegeln wird.

Verben, die sichtbare, hörbare oder fühlbare Tätigkeiten beschreiben:	**Verben, die verdeckte Tätigkeiten oder Zustände beschreiben:**
• vorlesen • zeigen • massieren • bewegen • aufschreiben • berichten • reinigen • lagern • helfen • eintragen • erklären • durchführen • vortragen	• wissen • kennen • verstehen • entwickeln • akzeptieren • vertrauen • erkennen • (einfühlsam, offen, bereit, konzentriert, ...) sein • (Ausdauer, Interesse, Engagement, ...) haben • analysieren • abwägen • können • reflektieren

Achten Sie darauf, Verben grundsätzlich in ihrer positiven Form zu verwenden.

Negative Verben bezeichnen einen Zustand, den es zu vermeiden gilt, nicht aber das angestrebte Ziel. Positive Formulierungen haben konstruktiven Charakter und sind den Aussagen darüber, wie etwas nicht sein sollte immer einen Schritt voraus.

Beispiel:

Auszubildende B. ***soll nicht*** mehr länger Unsicherheiten bei dem Anlegen der Stützstrümpfe zur Thromboseprophylaxe zeigen.

Es bleibt die entscheidende Frage offen, was sie denn sonst tun soll. Hier wird nicht der Zielzustand beschrieben, sondern lediglich der mißliche Ausgangszustand als nicht mehr gewünscht benannt. Versuchen Sie, in solchen Situationen ein Äquivalent zu der negativen Formulierung zu finden – es geht immer!

Auszubildende B. soll zeigen, daß sie bei dem Anlegen der Stützstrümpfe zur Thromboseprophylaxe sicher ist.

2. Wie gut soll sie es tun können?

Machen Sie eine Aussage zur erwarteten Qualität der Handlung. Nennen Sie die Kriterien für ausreichendes oder akzeptables TUN. Legen Sie fest, welche Maßstäbe sie anlegen werden. Machen Sie sich selbst Ihre Erwartungen klar und benennen Sie die Kriterien offen in der Zielformulierung, denn auch die Auszubildenden sollen wissen, welche Anforderungen sie erfüllen sollen. Beschreiben Sie das entsprechende Kriterium möglichst genau.
Formulierungen, wie „angemessene Leistung", „adäquates Verhalten" oder „dem Ausbildungsstand entsprechende Fähigkeiten" sind völlig nichtssagend und daher ungeeignet, um ein erwartetes Leistungsniveau zu definieren.

Wenn Sie zum Beispiel wert auf Vollständigkeit oder eine bestimmte Anzahl von Angaben legen, dann drücken Sie es klar aus:

- ... alle Symptome einer Hypoglykämie aufsagen ...
- ... sämtliche im Hause gebräuchlichen Desinfektionsmittel nennen ...
- ... mindestens 2 fiebersenkende Maßnahmen anwenden können ...

Vielleicht ist Ihnen aber auch wichtig, daß die Tätigkeit eine vorgegebene Dauer hat oder in einer bestimmten Zeit abgeschlossen ist:

- ... ein vollständiges Besteck zur Lumbalpunktion soll in maximal 10 Minuten gerichtet sein ...
- ... in 60 Minuten sollen 70% der vorgegebenen Fragen richtig beantwortet werden ...
- ... über einen Zeitraum von drei Tagen soll die Pflege eines Patienten geplant und vollständig dokumentiert werden ...

Darüber hinaus können eine ganze Reihe anderer Faktoren relevant sein, um die Qualität einer Handlung zu beurteilen. Diese Faktoren sind mitunter ganz spezifisch für bestimmte Situationen. Selbstverständlich können für Sie auch mehrere Kriterien gleichzeitig bedeutsam sein.

Entscheidend ist, daß sie dann aber auch alle in der Zielformulierung zu finden sind.
Bringen Sie Ihre Erwartungen, Kriterien und Maßstäbe in der Zielformulierung deutlich zum Ausdruck.

Stellen Sie sich bitte einmal folgende Situation vor:

Praxisanleiterin X. hat mit Auszubildender Y. geplant, den schwerkranken Patienten Z. im Bett zu waschen.

Ziel: Y. plant die Ganzwaschung des Patienten Z. mit Unterstützung der Praxisanleiterin. Organisatorische Vorbereitungen und die Durchführung der Pflegemaßnahme führt Y. selbständig aus. Sie berücksichtigt Bedürfnisse und Ressourcen des Patienten.

Im Nachgespräch kommt es zu folgendem Dialog:

X: *Nun, das haben Sie ja schon ganz schön gemacht.*

Y: *Es ist gut gelaufen. Herr Z. hat sich heute sogar alleine den Oberkörper gewaschen.*

X: *Ja, das stimmt zwar, aber ...*

Y: *Habe ich etwas vergessen?*

X: *Nein, Sie haben wirklich an alles gedacht.*

(Pause)

Y: *Oh, jetzt weiß ich was Sie meinen. Ich habe nicht gefragt, ob Herr Z. sein Deodorant möchte ...*

X: *Das meine ich nicht.*

Y: *Vielleicht hätte ich Herrn Z. noch etwas mehr aktivieren sollen? Aber eigentlich denke ich, daß das heute doch schon ein Fortschritt war. Anscheinend hat er sich ja auch darüber gefreut, daß er wieder selbst mithelfen kann.*

X: *Machen Sie sich keine Gedanken. Alles was Sie getan haben war in Ordnung, aber wir haben jetzt 9 Uhr. Sie haben fast 1,5 Stunden gebraucht. Das ist einfach zu lange.*

Y: *Ach, so?*

Wie würden Sie sich fühlen als Y., die sich so viel Mühe gegeben hat? Was würden Sie von Ihrer Praxisanleiterin denken? Was würde diese Rückmeldung bei Ihnen im Hinblick auf folgende Anleitungen bewirken?

3. Unter welchen Bedingungen soll die Auszubildende es tun können?

Wenn erforderlich nennen Sie die Rahmenbedingungen, unter denen die Handlung ausgeführt werden soll. Dazu zählen beispielsweise Vorgaben bezüglich der zu verwendenden Hilfsmittel, der beteiligten Personen oder dem Ort der Handlung.

Hilfsmittel:

- ... unter Benutzung des vorbereiteten Sets zum Legen eines Dauerkatheters ...
- ... mit Hilfe der Checkliste ...
- ... anhand der vorgelegten Lösungsmöglichkeiten ...
- ... an der Wandkarte zeigen ...
- ... ohne Vorlage des Standards zur Pneumonieprophylaxe ...
- ... ohne die Verwendung von Hilfsmitteln ...
- ... bei verfügbarem Pflegelehrbuch ...
- ... gegeben ist die Pflegeanamnese des Patienten Z. ...

Personen:

- ... gemeinsam mit einer anderen Auszubildenen ...
- ... allein ...
- ... eines Patienten, der aufstehen kann, ...
- ... einer bewußtlosen Patientin ...
- ... die Praxisanleiterin steht für Fragen zur Verfügung ...
- ... begleitet durch die Schule ...
- ... unter Aufsicht der Praxisanleiterin ...
- ... in Zusammenarbeit mit dem sozialen Dienst ...
- ... angeleitet durch die Ergotherapeutin ...
- ... unter Beteiligung aller Bewohner des Bereiches A ...

Ort:

- ... auf der Station ABC ...
- ... während des Einsatzes in der Sozialstation DEF ...
- ... auf der medizinischen Intensivstation ...
- ... im Säuglingszimmer ...
- ... außerhalb des Klinikgeländes ...
- ... im Zimmer von Frau G. ...
- ... bei einem Besuch in den therapeutischen Werkstätten ...
- ... im Klassenraum ...
- ... auf einer Station, die im Bezugspflegesystem arbeitet ...
- ... im Untersuchungszimmer ...

4. Bis wann soll die Auszubildende es tun können?

Bringen Sie ein eindeutiges Zeitlimit zum Ausdruck. Selbst dann, wenn es nur vorläufig ist oder aber sich rückblickend als zu knapp bemessen erweist. Ein Ziel, das „irgendwann einmal" erreicht werden soll, verliert an Wichtigkeit.

Fassen Sie die Zeitplanung in klare Worte:

- ... bis zum Ende dieser Woche ...
- ... am 4.4. 2004 ...
- ... bis spätestens zum Ende des ersten Ausbildungsjahres ...
- ... in der dritten Woche des Einsatzes auf Station A ...
- ... noch vor dem Einsatz im Altenpflegeheim ...
- ... unmittelbar nach der Vorbereitung ...
- ... vor dem Zwischengespräch mit der Unterrichtschwester ...
- ... im heutigen Spätdienst ...
- ... am 20.9.1993 um 8 Uhr ...
- ... noch in diesem Einsatz ...
- ... morgen ...
- ... am ersten Tag des Einsatzes ...

Ein kleiner Vorgriff auf Kapitel 7.4 („Auswertung", Seite 149) sei an dieser Stelle erlaubt:

Die ausgeführten vier Komponenten machen es überhaupt erst möglich, die Erreichung eines Ziels zu überprüfen.
Auch hier ist der geplante Zeitpunkt der Zielerreichung von großer Bedeutung. Dies ist der Moment der Auswertung.
Sie blicken zurück auf den bis dahin gegangenen Weg und machen eine Erfolgsbilanz.

Möglicherweise ist dann das Ergebnis Ihrer Bilanz die Feststellung, daß Sie sich zeitlich verkalkuliert haben, aber dann können Sie auf der Basis Ihrer Erfahrungen gezielt einen neuen, realistischeren Zeitrahmen stekken.

7.2.2 Probleme

Ein Zustand wird in der Regel dann zum Problem, wenn ein bestimmtes Ziel feststeht und der Weg dorthin unklar ist. In der Sprache der Kybernetik ausgedrückt bezeichnen sie das Mißverhältnis von IST- und SOLL-Zustand. Niemand hat gern Probleme – sie sind lästig. Wir erleben sie als Widerstand, Hindernis oder mindestens als Störung.

Andererseits sind sie aber auch eine Herausforderung an unser Denken, Fühlen und Handeln. Sie zwingen uns zur Auseinandersetzung und zur Bearbeitung. Ihr Auftreten setzt uns unter Druck, weckt uns aus unserer Ruhe. Sie mobilisieren unsere kreativen Energien und sind so gewissermaßen der Motor für Veränderungen.

Analyse der Probleme

Nach Klärung der Ziele besteht nun also unsere Aufgabe darin, Probleme zu erkennen und zu analysieren.

Zunächst macht es Sinn, zwischen offenen, verdeckten und vermuteten Problemen zu unterscheiden.

Ein ***offenes Problem*** wird von der Auszubildenen als solches erlebt und formuliert.

Beispiel:

> Auszubildende Greta ist auf einer chirurgischen Station eingesetzt und möchte die sterile Wundversorgung erlernen. Sie erlebt sich selbst als unsicher im Umgang mit Sterilgut und wendet sich auf der Suche nach Unterstützung an die Praxisanleiterin.

In diesem Fall handelt es sich eindeutig um ein offenes Problem, was unmittelbar zum Ausgangspunkt einer praktischen Anleitungssequenz werden kann. Eine solche Klarheit ist aber leider eher die Ausnahme.

Stellen Sie sich einmal folgende Situation vor:

> Sie befinden sich gemeinsam mit der Auszubildenden Brigitte und Frau S. im Badezimmer. Frau S. braucht Unterstützung bei einen Vollbad. Brigitte ist im zweiten Jahr der Altenpflegeausbildung und sollte in der Lage sein, sämtliche in dieser Situation anfallenden pflegerischen Maßnahmen selbständig zu planen und durchzuführen. Aus diesem Grunde haben sie gemeinsam entschieden, daß Sie als Praxisanleiterin nicht aktiv an der Ausführung der Pflegemaßnahme mitwirken, sondern lediglich die Auszubildende bei ihrem Handeln beobachten und anschließend eine Rückmeldung geben.
>
> Nun beobachten Sie mit Entsetzen, daß Brigitte keinerlei Sicherheitsvorkehrungen für Frau S. trifft.

So muß Frau S. wahre akrobatische Leistungen vollbringen, um mit Hilfe eines dreibeinigen Hockers in die Badewanne zu gelangen. Auch sorgt Brigitte nicht für eine rutschsichere Unterlage, als Frau S. die Wanne wieder verläßt.

Sie haben nun aufgrund Ihrer Beobachtungen den Eindruck, daß die Auszubildende diese für Frau S. gefährlichen Situationen nicht erkennt und somit nicht in der Lage ist, ausreichend für die Sicherheit von Frau S. zu sorgen.

Doch obwohl die pflegerischen Mängel offensichtlich waren, handelt es sich hier keineswegs um ein offenes Problem!

Das Problem wird von Ihnen aufgrund Ihrer Beobachtungen vermutet, vielleicht sogar zu recht. Möglicherweise ist das, was Sie gesehen haben aber auch der Ausdruck eines völlig anderen Hintergrundes.

Es wird Ihnen nichts anderes übrig bleiben, als im Nachgespräch das von Ihnen ***vermutete Problem*** anzusprechen und auf diesem Wege womöglich zu einem offenen zu machen. Hierbei gibt es dann aber häufig Überraschungen.

Lassen Sie uns einmal bei unserem Beispiel bleiben:

Sie sprechen im Nachgespräch das von Ihnen vermutete Problem an und erfahren von Brigitte, daß diese sehr wohl informiert ist über sämtliche Sicherheitsvorkehrungen, die in der vorangegangenen Situation zu treffen gewesen wären. Dennoch hat sie keine davon angewendet.

Auf Ihr erstauntes Nachfragen erfahren Sie die Gründe dafür:
In der vergangenen Woche hatte Brigitte ebenfalls eine Bewohnerin bei einem Vollbad unterstützt. Auf ihre Frage nach einer rutschsicheren Matte bekam sie von der Wohngruppenleitung den Rat, ein benutztes Handtuch vor die Wanne zu legen.

Um der Bewohnerin den Einstieg in die Badewanne zu erleichtern, benutzte Brigitte einen Stuhl, den sie zuvor aus dem Aufenthaltsraum geholt hatte. Eine Einstieghilfe im Badezimmer war nicht vorhanden. Schwester U. sah den Stuhl im Badezimmer und klärte Brigitte darüber auf, daß es in höchstem Maße unhygienisch sei einen Stuhl aus dem Aufenthaltsraum im Bad zu benutzen.

Verständlicherweise war Brigitte bemüht, vor den Augen ihrer Praxisanleiterin alles richtig zu machen. Da sie wußte, daß ein Handtuch auf dem Fußboden unhygienisch ist und von Schwester U. erfahren hatte, daß dies auch für einen Stuhl im Bad gilt, unterließ sie beides.

Mangelndes Wissen um die Ausführung einer sicheren Pflege war also ganz bestimmt in diesem Fall nicht Brigittes Problem.
Vielmehr war sie verwirrt durch die Anweisungen und Erklärungen ihrer Kolleginnen. Sie handelte wider besseres Wissen.

Wie schlecht muß es Brigitte mit diesem Hintergrund vor und während der Durchführung der praktischen Anleitung gegangen sein?

Verdeckte Probleme sind ganz besonders spannend. Sie haben die Eigenschaft, häufig genau da aufzutauchen, wo alles besonders gut zu laufen scheint.
Betrachten wir Uschi:

> Der sechswöchige Einführungsblock ist beendet und die Auszubildenden befinden sich im ersten Praktikum. Es ist obligatorisch, hier eine punktuelle praktische Anleitung zum Thema Körperpflege durchzuführen.
>
> Auszubildende Uschi äußert im Vorgespräch mit der Praxisanleiterin, keinerlei Probleme mit dem Waschen der Patienten zu haben, da sie dies bereits vom ersten Tag ihres Einsatzes an selbständig getan habe.
>
> Schon in der Theorie konnte sie nicht verstehen, wieso so viel „Wind um die Sache" gemacht werde. Zwar freue sie sich über den Besuch der Praxisanleiterin, möchte aber lieber etwas „Wichtigeres", wie zum Beispiel Verbandswechsel lernen, damit sie auf der Station nicht immer nur dasselbe tun muß.
> Das Stationsteam ist erfreut über Uschis Selbständigkeit und insbesondere beeindruckt von ihrem Arbeitstempo.

Vielleicht klingeln jetzt bei Ihnen die Alarmglocken – aber warum?

Es lassen sich verdeckte Probleme ahnen:

- Uschi unterschätzt die Bedeutung der Körperpflege
- Uschi setzt die Inhalte des theoretischen Unterrichtes nicht genügend um
- Uschi nimmt sich nicht ausreichend Zeit für die Patienten
- Uschi überfordert sich
- Uschi mißachtet ihre Grenzen
- ...

Doch lassen Sie sich nicht täuschen – dies alles ist rein spekulativ.

Ebensogut kann Uschi trotz ihres Arbeitstempos angemessen oder sogar optimal pflegen. Vielleicht unterfordert sie die Theorie tatsächlich und die komplexe Bedeutung der Körperpflege ist für sie selbstverständlich.
Möglicherweise ist Uschi ein Organisationsgenie und schafft es trotz des großen Arbeitspensums, Zeit für die Patienten zu haben.
Wer weiß das schon?

Umgang mit vermuteten oder verdeckten Problemen

Es gibt kein Patentrezept. Verlassen Sie sich guten Gewissens auf Ihre Intuition.

Sprechen Sie ein vermutetes oder verdecktes Problem dann an, wenn Sie es für angemessen oder zwingend erforderlich halten. Oder aber begleiten Sie die Auszubildende weiterhin aufmerksam und warten Sie ab, was die nächste Zeit bringen wird.

Häufig werden diese Art von Problemen schneller als erwartet zu offenen und lassen sich dann unmittelbar bearbeiten.

Zum Glück geschieht es aber auch gelegentlich, daß Probleme scheinbar von alleine verschwinden – ein klein wenig Geduld, Vertrauen und Optimismus vorausgesetzt.

Problemstrukturierung

Für jedes Problemlösungsverfahren gilt:

Je klarer das Problem analysiert und strukturiert wurde, desto zielgerichteter und effektiver werden die Maßnahmen zur Problemlösung sein.

Es zahlt sich also aus, in diesem Stadium der Planung entsprechende Mühen aufzuwenden.

Zur Vorbereitung der Problemlösung ist es wichtig, sich über die Art des vorliegenden Problems Klarheit zu verschaffen. Die von Preiser (1989) entwickelte Kategorisierung von Problemen erweist sich auch für unsere Aufgabe als zweckmäßig:

- Wegprobleme
- Informationsprobleme
- Zielfindungsprobleme
- Entscheidungsprobleme

Wegprobleme

In diesem Fall ist die Ausgangslage, d. h. die momentane Situation, und auch das Ziel klar. Unklarheit besteht über den Weg und die Mittel, die zum Ziel führen sollen. Ein Wegproblem läßt sich typischerweise in folgende Fragestellung einbinden: **Wie kann ich erreichen, daß ...?**

Hinweis: „ICH" in der Frage steht für die Person, die das Problem besitzt – bezüglich unseres Themas also entweder für die Auszubildende oder die Praxisanleiterin. Sind mehrere Personen involviert, kann an dieser Stelle auch ein „WIR" stehen. Dies setzt allerdings einen Konsens über das vorliegende Problem und ein gemeinsames Interesse an der Lösung voraus.

Beispiele:

- Wie kann ich erreichen, daß ich die Prüfung in der nächsten Woche bestehe? (Problembesitz - Auszubildende)
- Wie kann ich erreichen, daß Auszubildende P. im Praxisfeld die erforderliche Unterstützung erfährt? (Problembesitz - Praxisanleiterin)
- Wie kann ich erreichen, daß mir die Abfolge der Arbeitsschritte beim Legen einer Magensonde sicherer gelingen? (Problembesitz - Auszubildende)

Vorsicht: Machen Sie nicht das Problem der Auszubildenden zu Ihrem eigenen!

Ein abschreckendes Beispiel:

- Wie kann ich erreichen, daß Auszubildende C. die Prüfung in der nächsten Woche besteht?

Das können Sie beim besten Willen nicht erreichen!

Bereits in dieser Formulierung wird deutlich, daß Sie versuchen, das Problem der Auszubildenden stellvertretend für sie selbst zu lösen. Dieser Versuch ist bereits jetzt zum Scheitern verurteilt.

Ihre Aufgabe in diesem Zusammenhang kann lediglich sein, gemeinsam mit C. ihre Probleme zu analysieren und entsprechende realistische Hilfestellungen zur Problemlösung anzubieten.

Selbstverständlich können Sie sich an diesem Punkt alle erdenkliche Mühe geben, aber ob C. letztendlich die Prüfung besteht, liegt nicht in Ihrer Macht.

Informationsprobleme

Hier fehlen entscheidende Informationen zur Analyse der Ausgangssituation oder aber bezüglich der Rahmenbedingungen zur Zielerreichung. Eine treffende Frage würde hier mit den Worten beginnen: **Was muß ich wissen, um ...?**

Beispiele:

- Was muß ich wissen, um Herrn K. bezüglich seiner Diätvorgaben angemessen beraten zu können? (Problembesitz - Auszubildende)
- Was muß ich wissen, um Auszubildendem D. eine Praxisaufgabe zum Thema „Aufnahme eines neuen Bewohners in unsere Wohngruppe“ stellen zu können? (Problembesitz - Praxisanleiterin)
- Was muß ich wissen, um die Einsatzplanung für das dritte Ausbildungsjahr fertigzustellen? (Problembesitz - Praxisanleiterin)

Zielfindungsprobleme

Sie zeichnen sich dadurch aus, daß die Ausgangssituation, die verfügbaren Mittel und der mögliche Weg bekannt sind. Das eigentliche Ziel allerdings liegt im Dunkeln. Die Fragestellung in diesem Fall lautet: **Was möchte ich erreichen?**
Beachten Sie in diesem Zusammenhang die Ausführungen zum Thema „Ziele“ (Kapitel 7.2.1, Seite 110)

Entscheidungsprobleme

Bekanntlich führen meist mehrere Wege zum Ziel. Bei Entscheidungsproblemen besteht Klarheit bezüglich der Ausgangssituation und des zu erreichenden Ziels. Die anstehende Entscheidung bezieht sich auf den zu wählenden Weg. Die Fragestellung hier könnte lauten: **Welcher Weg ist für mich in dieser Situation am sinnvollsten?**

Hier gilt es, eigene Präferenzen zu setzen:
Bevorzuge ich den kürzesten, bequemsten, abenteuerlichsten, sichersten, ausgefallensten, bekanntesten, ... Weg?

Problemformulierung

Nach Abschluß der Analyse- und Strukturierungsarbeit dürfte es nicht schwierig sein, ein Problem entsprechend zu formulieren und selbstverständlich auch zu dokumentieren.

Vermutete und verdeckte Probleme sind unbedingt als solche zu kennzeichnen oder zu benennen. Achten Sie darauf, den vorläufigen Status dieser beiden Problemgruppen hervorzuheben und die weitere Verfahrensweise (abwarten, weiter beobachten, bei dem nächsten Gespräch erörtern, ...) zu vermerken.

Zur Erinnerung:

Vermutete und verdeckte Probleme sind zunächst rein spekulativ. Sie erwachsen vor dem Hintergrund Ihres subjektiven Empfindens, Ihrer Gefühle und Ihrer Intuition.

Dies alles ist völlig legitim. Dennoch gehören Ihre entsprechenden Notizen selbstverständlich so lange ausschließlich zu Ihren internen persönlichen Unterlagen, bis Sie darüber mit der betroffenen Auszubildenden gesprochen haben.

Prinzipiell gilt natürlich auch für Problemformulierungen der Grundsatz:

Problemformulierungen sollten so gewählt werden, daß sie auch für andere verständlich sind, die nicht unmittelbar an dem Entscheidungsprozeß mitgewirkt haben.

Hilfreich hierfür sind die drei folgenden Kriterien:

1. kurz und knapp
2. präzise und spezifisch
3. objektiv

1. Kurz und knapp:

Es macht wenig Sinn, in der schriftlichen Dokumentation sämtliche Hintergründe und Entscheidungsprozesse offenzulegen. Es geht an dieser Stelle lediglich um eine möglichst knappe und dennoch aussagekräftige Formulierung des Ergebnisses.

2. Präzise und spezifisch:

Benennen Sie so deutlich wie möglich die Art des Defizits.
Vermeiden Sie globale Formulierungen wie z. B.

- mangelnde Kompetenz
- ungeplantes Vorgehen
- unzureichendes Fachwissen
- schlechte Kommunikation.

Solche Aussagen sind unpräzise und wenig hilfreich. Es kann mitunter zur Konkretisierung sinnvoller sein, einzelne Erscheinungsformen des vermeintlichen Problems anzuführen und auf die jeweilige Situation zu beziehen (spezifisch).

Beispiele:

- C. ist nicht in der Lage, die physiologischen Vorgänge zur Blutzuckerregulation in der Pankreas zu erläutern.
- B. hat bei den Vorbereitungen zur Insulininjektion unsteril gearbeitet.
- A. berücksichtigt bei der Körperpflege von Herrn K. nicht ausreichend dessen Ressourcen.

3. Objektiv:

Versuchen Sie, Ihre Beobachtungen möglichst frei von Interpretation und Wertung wiederzugeben. Das, was Sie oder andere wahrnehmen, muß noch lange nicht das Problem der Auszubildenden sein. Womöglich ist es Ihr eigenes? Es ist auch an dieser Stelle wieder wichtig zu unterscheiden, wer eigentlich das Problem hat. Achten Sie besonders darauf, daß Sie nicht etwa Probleme, die Sie persönlich mit der Arbeitsweise oder auch der Person der Auszubildenden haben, auf diese übertragen.

Es gibt eine ganze Reihe von Adjektiven, die Ihre Interpretation und Wertung zum Ausdruck bringen und die es darum besser zu vermeiden gilt. Dazu gehören beispielsweise:

- unüberlegt
- unkonzentriert
- nachlässig
- abweisend
- arrogant
- nicht kritikfähig
- desinteressiert

Solche Begrifflichkeiten schaffen Mißverständnisse und Unmut. Sie sind in keinster Weise konstruktiv und bieten keinen Ansatzpunkt für Veränderungen. Vergleichen Sie nun einmal abschließend die nachfolgenden Problemformulierungen unter Zuhilfenahme der drei genannten Kriterien.

Überlegen Sie, bei welchen Formulierungen es Ihnen leichter fallen würde, das Problem zu erfassen und entsprechende Ansatzpunkte für eine praktische Anleitung zu finden.

Die jeweils nebeneinanderstehenden Aussagen beziehen sich auf den gleichen Sachverhalt.

Auszubildende A. ist unkonzentriert und uneinsichtig. Sie zeigt Defizite bei pflegerischen Handlungen in Zusammenhang mit der Lebensaktivität Ausscheiden (Bezeichnung nach Roper, 1987).	Auszubildende A. fühlt sich unsicher bei der Stomapflege. Es bestehen Unklarheiten insbesondere zum Arbeitsablauf.
Auszubildendem B. fehlt das Verständnis für alte Menschen.	Auszubildender B. wirkt im Umgang mit desorientierten Bewohnern schnell ungeduldig und gereizt. Er gibt an, sich insbesondere dann überfordert zu fühlen, wenn der Bewohner auf seine Erklärungen keine angemessene Reaktion zeigt.
Auszubildende C. ist nicht in der Lage, pflegerische Maßnahmen entsprechend vorzubereiten. Ihr Arbeitsstil ist chaotisch.	Bei den Vorbereitungen zur Ganzwaschung einer Patientin im Bett gelang es C. nicht selbständig, alle notwendigen Utensilien bereitzustellen. Sie mußte die Durchführung der Ganzwaschung mehrmals unterbrechen, um fehlende Gegenstände zu holen.
Das Fachwissen des Auszubildenden D. bezüglich der Hygienevorschriften ist mangelhaft. Er geht nachlässig mit potentiell infektiösem Material um.	Nach erfolgter Injektion hat Auszubildender D. die Kanüle nicht in den dafür vorgesehenen Sicherheitsbehälter entsorgt.

7.2.3 Ressourcen

Im allgemeinen Sprachgebrauch umfaßt der Begriff „Ressourcen" alle zur Verfügung stehenden Mittel und Möglichkeiten zur Bewältigung einer Aufgabe oder zur Lösung eines Problems.

Analog zur Verwendung dieses Begriffes in der Pflegeplanung (hier bezogen auf den Patienten) bedeutet dies für die praktische Ausbildung folgendes:

Ressourcen sind alle der Auszubildenden direkt oder indirekt zur Verfügung stehenden Mittel und Möglichkeiten, die sie in ihrem Lernprozeß unterstützen können.

Sie bilden die Ansatzpunkte individueller Förderung. Im Hinblick auf das gesetzte Ziel und unter Beachtung der vorhandenen Probleme der Auszubildenden ist das Erkennen und das Nutzbarmachen von vorhandenen Ressourcen von entscheidender Bedeutung.

Ressourcen sind das Fundament, auf dem aufgebaut werden kann und das sich mit jedem Lernschritt vergrößert. Sie nicht ausreichend zu nutzen, ist eine vergebene Chance.

Manchmal allerdings erscheinen die Probleme so dominant, daß vorhandene Ressourcen völlig aus dem Blickfeld geraten. Um dies zu vermeiden, sollten Sie es sich zur Gewohnheit machen, unmittelbar nach der Formulierung eines Problems gezielt nach verfügbaren Ressourcen zu „fahnden".

Erfahrungsgemäß lassen sich die Dinge leichter finden, wenn ungefähr klar ist, wo danach zu suchen ist.

Zur Unterstützung bietet sich dabei das bereits in Kapitel 7.1.1 („Auszubildende", Seite 95) vorgestellte Zuordnungsschema an:

- Pflegetechniken
- Kommunikation
- Soziales Bezugssystem
- Personale Faktoren
- Arbeitsorganisation

Zuordnungsbeispiele finden Sie ebenfalls in diesem Kapitel, sowie bei den Beispielen einer Planung (Kapitel 7.2.5 „Beispiele einer Planung", Seite 136).

Die Rubrik ***Pflegetechniken*** umfaßt alle bereits vorhandenen Kenntnisse und Fähigkeiten der Auszubildenden, die als Grundlage zur Ausführung einer bestimmten Pflegetechnik verfügbar sind. Theoretisches Wissen findet hier ebenso Berücksichtigung, wie technische Fähigkeiten oder aber beispielsweise Erfahrungen im Umgang mit medizinischen Geräten in anderen Zusammenhängen.

Auch im Bereich ***Kommunikation*** kann es theoretische und praktische Ressourcen geben. So ist das Wissen um die Möglichkeiten der Begleitung und Unterstützung eines sterbenden Patienten auch dann zweifellos eine Ressource, wenn die Auszubildende in der Praxis jeglichem Kontakt mit Sterbenden auszuweichen sucht.
Umgekehrt kann es für eine Auszubildende möglicherweise selbstverständlich sein, die Bedürfnisse des Patienten zu berücksichtigen. Dieses Verhalten ist natürlich auch dann eine Ressource, wenn es rein intuitiv (d. h. ohne theoretischen Hintergrund) gelebt wird.
Das ***soziale Bezugssystem*** umfaßt die Mitauszubildenden, das Arbeitsteam, die Praxisanleiterin, die Unterrichtskräfte der Pflegeschule, die Patienten und viele andere. Sie wissen sicher aus Ihrer eigenen beruflichen Erfahrung am besten, wie entscheidend die Arbeitsatmosphäre das Lernen beeinflussen kann. So ist ein Arbeitsfeld, in dem sich die Auszubildende wohlfühlt ganz sicher ebenso eine Ressource, wie die Möglichkeit mit einem Patienten zu arbeiten, zu dem sie eine störungsfreie Beziehung hat. Eine Praxisanleiterin, die sich mit ihrem Fachwissen, ihrer pädagogisch-didaktischen Fähigkeiten und ihrer Person zur Verfügung stellt, bietet sich damit selbst als Ressource an.
Wie Sie an diesem Punkt erkennen werden, sind alle real vorhandenen Angebote des Umfeldes, die der Auszubildenden in ihrem Lernen Hilfe und Unterstützung geben können, als Ressource bezeichnet. Hilfe und Unterstützung bezieht sich keineswegs nur auf pflegefachliche Fragen, sondern umfaßt gleichwertig auch das so wichtige kollegiale Miteinander und die Solidarität.

Personale Faktoren beziehen sich ausschließlich auf die Person der Auszubildenden. Sie beeinflussen den Lernprozeß immer unmittelbar, auch dann, wenn sie nicht explizit genannt werden.
Hier einige Beispiele:

- ... fühlt sich der Aufgabe gewachsen.
- ... möchte die Situation verändern.
- ... hat Vertrauen zur Praxisanleiterin.
- ... erkennt das Problem.

Zu dem Bereich ***Arbeitsorganisation*** zählen Pflegeplanung und Dokumentation, Aufteilung anstehender Arbeiten, sinnvolle Prioritätensetzung, Arbeitsablaufplanung und Zeitplanung. Arbeitsorganisatorische Fähigkeiten sind immer eng mit fachlicher Souveränität verknüpft.
Ressourcen im Bereich der Arbeitsorganisation sind häufig situationsübergreifend. Das heißt, eine Auszubildende, die die Pflegetätigkeit X umfassend vorbereitet, wird dies voraussichtlich auch bei der Pflegetätigkeit Y tun, sofern sie entsprechende Kenntnisse über Pflegetätigkeit Y hat.

Ihre Aufgabe als Praxisanleiterin besteht darin, Ressourcen zu erkennen und für die Auszubildende direkt verfügbar zu machen.

Ressourcen werden auf ihre aktuelle Verfügbarkeit und ihren Wert für die anstehende zielorientierte Problemlösung geprüft. Es ist zweckmäßig, einem Ziel und dem formulierten Problem der Auszubildenden direkt die relevanten Ressourcen zuzuordnen. Dies kann in Form einer Tabelle sehr übersichtlich gestaltet werden (siehe Kapitel 7.2.5 „Beispiele einer Planung“, Seite 136).

7.2.4 Didaktische Entscheidungen

Nach Sammlung und Formulierung von Zielen, Problemen und Ressourcen der Auszubildenden steht die Frage nach dem angemessenen Vorgehen während der praktischen Anleitung auf dem Programm.

In der zielorientierten Planung hat die pädagogisch / didaktische Zielsetzung und Entscheidung gleichberechtigt neben der inhaltlichen zu stehen, denn die Form des Arbeitens miteinander begünstigt oder verhindert die Erreichung eines Lernzieles mitunter ebenso, wie eine Planung, die inhaltlich am Ziel vorbeigeht. Die Klärung der Frage nach dem angemessenen didaktischen Weg umfaßt die Entscheidung über folgende Punkte:

- Welche Methode und welche konkreten Maßnahmen sind sinnvoll?
- Welche Rollenverteilung zwischen Auszubildender und Praxisanleiterin ist anzustreben?
- Welcher Patient ist geeignet für diese praktische Anleitung?

Bei diesen wichtigen Entscheidungen kann ein „Gefühl für die Situation“, das an vorangegangene Erfahrungen anknüpft, manchmal maßgebend sein. Es gilt, eine passende Entscheidung zu finden, die einer ganzen Reihe von Kriterien Beachtung schenkt:

- methodische Erfahrung und Lernstand der Auszubildenden
- Thema der Anleitung
- Zielsetzung
- Förderung der Ressourcen der Auszubildenden
- Rahmenbedingungen (Einsatzort, Zeitrahmen, beteiligte Personen, etc.)
- Ressourcen und Grenzen der Person der Praxisanleiterin
- und situationsspezifisch sicher noch vieles andere

Einige Beispiele zu didaktischen Möglichkeiten und entsprechende Hinweise zur Entscheidungsfindung sind in Kapitel 5.2 („Didaktische Modelle“, Seite 67) ausführlich erläutert. Zur Erinnerung seien sie deshalb hier nur noch einmal kurz genannt:

- Punktuelle Anleitung
- Fallbesprechung
- Klinische Visite
- Projekt
- Patenschaften
- Praxisaufgaben

Für jedes dieser Modelle besteht die Notwendigkeit der Klärung in der Rollen- und Aufgabenteilung. Hier verweise ich auf Kapitel 5.1 („Klarheit in der Rollenverteilung“, Seite 59), das sich ausführlich mit diesem Thema beschäftigt.

Bekanntlich führen viele Wege nach Rom. Es wird also ganz sicher nicht DIE didaktische Entscheidung geben. Jedes dieser Modelle hat Vor- und Nachteile, die es in der jeweiligen Situation abzuwägen gilt. Egal, wie die Entscheidung letztendlich aussieht, wichtig ist, daß sie in Abstimmung mit der oder den beteiligten Auszubildenden getroffen wird. Auch an dieser Stelle soll der Prozeß der Planung transparent bleiben und von den Auszubildenden mitgetragen werden.

7.2.5 Beispiele einer Planung

Aus der Fülle dessen, was es bei der Planung zu beachten gilt, ergibt sich die Notwendigkeit der sinnvollen, übersichtlichen Strukturierung. Hierbei kann ein einmal erstelltes Raster gute Dienste tun. Es hilft, einzelne Aspekte zuzuordnen und eine Übersicht zu gewinnen. Auf einen Blick läßt sich zum Beispiel erkennen, ob die Maßnahmen bei der

Durchführung wirklich zum Lernziel hinführen können oder aber vielleicht Ressourcen bei der didaktischen Entscheidung unbeachtet blieben. Eine entsprechende Rastervorlage kann bei der Planung unterschiedlichster praktischer Anleitungen immer wieder neu mit Inhalt gefüllt werden.

Das bei den folgendenden Planungsbeispielen verwendete Raster ist ein Vorschlag zur Erfassung und Dokumentation relevanter Informationen und Entscheidungen. Als Grundschema verstanden läßt es selbstverständlich Raum für situationsabhängige Veränderungen.

Die bereits vorgestellte Übersicht zur Zuordnung von Problemen und Ressourcen (Kapitel 7.1.1 „Auszubildende", Seite 95) wird aus Gründen der Vollständigkeit mit eingebunden.

Effektive Planung kann nur in Bezug auf eine konkrete Situation und unter Beteiligung der Auszubildenden stattfinden. Es ist deshalb erforderlich, daß ich Ihnen die Situation und die Person der Auszubildenden vorstelle. Leider ist dies hier nur mittels eines Fallbeispieles möglich. Jedes Fallbeispiel hat fiktiven Charakter, auch wenn es sich noch so sehr an die Realität anlehnt. Zwangsläufig entstehende Informationslükken sollten Sie deshalb bedenkenlos selbst füllen.

Das Entwickeln einer Planung aus der realen Situation heraus erfordert meist weniger Phantasie und Abstraktionsvermögen.

An einigen Stellen habe ich Anmerkungen in Klammern angefügt. Sie sind als Bezugspunkte zu den entsprechenden Ausführungen in den vorangegangenen Kapiteln gedacht und als solche – wie ich hoffe – eher dienlich als verwirrend.

<u>1. Planungsbeispiel:</u>

Olga ist verwirrt

Im letzten halben Jahr der Altenpflegeausbildung erhalten die Auszubildenden von der Schule eine Praxisaufgabe:

Sie sollen sich einen Bewohner / eine Bewohnerin aussuchen, sie eine Woche lang gezielt begleiten und fördern und sich dabei in der Pflegeplanung üben.

Olga hat sich vorgenommen, mit der desorientierten Frau B. ein Orientierungsprogramm durchzuführen. Ihre Planung und Zielformulierung hat sie bereits am Studientag in ihrer Klasse vorgestellt und diskutiert.

Sie hat sehr detailliert geplant und ihre theoretischen Kenntnisse gut integriert. Von ihrer Lehrerin hat sie eine sehr positive Rückmeldung erhalten. Sie fühlt sich bestärkt und geht nun voller Elan an die praktische Umsetzung.

Bereits am Mittag des ersten Tages allerdings kommt sie völlig verzweifelt zu der zuständigen Praxisanleiterin Beate:

Es sei ihr nicht möglich, irgend etwas mit Frau B. zu machen, denn sie sei „viel zu verwirrt“, ziehe ständig ihre Kleidung aus und wolle dann ins Bad über den Flur. Den ganzen Vormittag habe sie damit zugebracht, sie wieder anzuziehen und sich ihre Unverschämtheiten anzuhören. Weil sie ihre Kleidung nicht anbehielt, konnten sie natürlich auch nicht mit dem geplanten Orientierungstraining beginnen.

Förderplanung für: *Olga* Datum: ***11.11.94***	
Ziel(e):	**Bis wann?**
Olga soll die Praxisaufgabe unter der Beratung der Praxisanleiterin eigenständig zu Ende führen. (vorgegebenes Ziel)	Freitag
Olga soll die unerwartete Pflegesituation akzeptieren, ihre Planung den neuen Bedingungen anpassen und entsprechend handeln. Die aktuellen Veränderungen sollen begründet und dokumentiert werden. Die Praxisanleiterin wird sie dabei unterstützen. (problemorientiertes Ziel; Kapitel 7.2.1 „Ziele“, Seite 110)	sofort, Dokumentation bis zum nächsten Tag
Olga soll erkennen, daß Flexibilität in der Pflege nicht im Gegensatz zur Planung steht, sondern eine Notwendigkeit professionellen Handelns sein kann. Sie diskutiert mit der Praxisanleiterin darüber. (problemorientiertes Ziel; Kapitel 7.2.1 „Ziele“, Seite 110)	bei dem Auswertungsgespräch

PROBLEME	RESSOURCEN	DIDAKTISCHES MODELL	MAẞNAHMEN	WANN?	VERANT-WORTLICHE	SONSTIGES
Pflegetechnik: -	**Pflegetechnik: -**	*punktuelle Anleitung (einzeln);* *Rolle Praxisanleiterin: Beobachtung und Beratung;* *Rolle Olga: Ausführen / Demonstrieren*	*1. Krisenintervention und Beratung zur Anpassung an aktuelle Situation, Hilfsangebote*	*sofort*	*Praxisanleiterin Beate*	*Dokumentation der aktuellen Handlungsprioritäten durch Beate.* *Gemeinsamer Besuch bei Frau B. notwendig?*
Kommunikation: *Aktuell ist der Kontakt zwischen Olga und Frau B. gestört.* *Olga kann diese Störung nicht ohne Hilfe beseitigen. (Informationsproblem:* Kapitel 7.2.2 *„Probleme", Seite 123)*	**Kommunikation:** *Olga hat theoretische Kenntnisse über den Umgang mit desorientierten Menschen.* *Sie kennt Frau B. seit vielen Wochen und hatte bisher eine gute Beziehung zu ihr.*		*2. Sicherheit vermitteln, daß Flexibilität notwendig ist, obwohl die Anfangsplanung gut ist.*	*beständig*	*Beate*	
	soziales Bezugssystem: *Praxisanleiterin ist bereit zu Beratung und Hilfe*		*3. Olga legt veränderte begründete Neuplanung vor. Praxisanleiterin bietet Möglichkeit der Reflexion und Selbstbetrachtung an.*	*nächster Tag (Dienstag, 8 Uhr)*	*Beate*	

personale Faktoren: *Olga fühlt sich überfordert im Umgang mit Frau B.* *Sie wirkt verletzt, gekränkt und ärgerlich, äußert die Angst, ihre Aufgabe nicht zu schaffen, wenn Frau B. weiterhin so „durch den Wind sei". (Wegproblem,* Kapitel 7.2.2 *„Probleme", Seite 123)*	**personale Faktoren:** *Olga ist sehr engagiert, holt sich Hilfe, hat Vertrauen zur Praxisanleiterin.*		*4. nach Stabilisierung der Situation als Ansprechpartnerin im Hintergrund bereit bleiben.*	*bis zum Abschluß gespräch*	*Sabine T. (Lehrerin für Altenpflege) (Beate hat frei)*	
Arbeitsorganisation: *Olga ist mit ihrer Pflegeplanung verhaftet.* *Es gelingt ihr in dieser aktuellen Situation nicht, davon Abstand zu nehmen und angemessen auf Frau B. zu reagieren.* *(Entscheidungsproblem, möglicherweise Informationsproblem)*	**Arbeitsorganisation:** *Olga hat eine gute Pflegeplanung erstellt und in der Schule diskutiert.*		*5. ausführliches Auswertungsgespräch mit dem Angebot zur Selbstreflexion und Diskussion zum Thema (siehe Lernziel 3)*	*Abschluß (Freitag)*	*Beate*	*Mit Sabine sprechen und anregen, in der Schule das Thema Planung und Flexibilität zu erörtern, vielleicht am Beispiel von Olgas Praxisaufgabe.*

2. Planungsbeispiel:

„Eigentlich wollen die doch gar nicht richtig ..."

Eva ist am Beginn des dritten Jahres in der Krankenpflegeausbildung. Seit 6 Wochen ist sie auf einer Internistischen Station eingesetzt. In der Regel erledigt sie die ihr aufgetragenen Arbeiten selbständig und zur Zufriedenheit ihrer Kolleginnen. Eva stellt selten eine Frage und scheint wenig Hilfe zu bedürfen. Sie selbst sagt, daß sie sich auf dieser Station wohl fühle.

Wer mit ihr arbeitet gewinnt den Eindruck, daß sie gute theoretische Kenntnisse und praktische Fertigkeiten hat.

Sie ist freundlich und aufmerksam zu den Patienten. In den letzten Tagen war sie mehrmals bei der ärztlichen Visite dabei und hat so einen größeren Einblick in Krankheitsbild und Therapie der Patienten bekommen.

Die Station arbeitet im System der Funktionspflege.

Aufgefallen ist der Praxisanleiterin bereits mehrmals, daß Eva Unverständnis über einen Patienten äußert, der wegen Leberschädigung zur Behandlung gekommen war. Als Ursache wird chronischer Alkoholmißbrauch angenommen. Sie könne nicht einsehen, warum Herr A. nicht längst mit dem Trinken aufgehört habe – inzwischen kenne doch wohl jeder die Gefahr des erhöhten Alkoholkonsums. Eigentlich sei er an seinem Zustand ja selbst schuld, es ändere auch nichts mehr, daß er vor einem Jahr mit Unterstützung einer Selbsthilfegruppe „trocken" geworden sei, schließlich ist die Leber inzwischen kaputt.

In der Pflege bemüht sich Eva, freundlich zu Herrn A. zu sein. Allerdings hat sie wenig Interesse, ihm zuzuhören und verhält sich deshalb eher distanziert.

Seit 8 Tagen arbeitet Tom auf der gleichen Station, aber in der anderen Schicht als Eva. Sie kennen sich lediglich von der Zeit der Übergabe. Tom hat gerade seinen Einführungsblock beendet. Er ist aufgeschlossen und neugierig, stellt viele Fragen. Die Praxisanleiterin bemüht sich, ihn in erste pflegerische Handlungen einzuführen. Auch er kennt Herrn A., weiß aber noch nichts von seinem Krankheitsbild.

Anmerkung:

Die Lernziele in diesem Beispiel sind stark affektiv geprägt. Es sei deshalb an die Ausführungen in Kapitel 7.2.1 („Ziele", Seite 110) erinnert, die affektive Lernziele als Resultate eines persönlichen Entwicklungsprozesses definieren, der sich nur bedingt beeinflussen läßt und nur sehr eingeschränkt überprüfbar ist.

Die Lernziele verlieren dadurch allerdings nicht an Bedeutung.

Förderplanung für*: Eva und Tom* Datum*: 12.11.94*	
Ziel(e)*:*	**Bis wann?**
Unter der engen Begleitung der Praxisanleiterin sollen: *1. Einblicke in psycho-soziale Zusammenhänge eines Lebens mit der Sucht am Beispiel des Herrn A. eröffnet und gemeinsam besprochen werden.* *2. Eigene Werte und Normen dargestellt und diskutiert werden.* *3. Eine klientenzentrierte Grundhaltung und die Durchführung eines Gespräches mit Herrn A. unter Beachtung entsprechender Regeln und Wahrung der Grenzen des Patienten soll geübt werden.*	*Mittwoch, den 19.11.94*

PROBLEME	RESSOURCEN	DIDAKTISCHES MODELL	MAßNAHMEN	WANN?	VERANT-WORTLICHE	SONSTIGES
Pflegetechnik: -	**Pflegetechnik:** -	*klinische Visite;* *Rolle Praxisanleiterin: enge Begleitung, Schutz des Patienten gewährleisten, mit auf Einhaltung der vereinbarten Regeln der Gesprächsführung achten.* *Rolle Eva: führt das Gespräch mit Herrn A..* *Rolle Tom: hört zu und protokolliert Aussagen und Eindrücke, die ihm wichtig sind im Anschluß zu besprechen*	*1. Rekapitulation des theoretisch Gelernten zum Thema Sucht (Eva), Gelegenheit zur Klärung von Fragen geben*	*bis Montag, den 17.11.*	*Eva, Praxisanleiterin Uta*	*Arbeitsteam informieren, Tom am Montag und Dienstag in Frühdienst, Mittwoch Spätdienst*
Kommunikation: *Eva äußerte in einigen Gesprächen abwertende Bemerkungen über süchtige Menschen („Eigentlich wollen die doch gar nicht richtig …“).*	**Kommunikation:** *Kontakt zu Herrn A. in der Pflege.* *Er ist gerne zu einem Gespräch mit Eva, Tom und Praxisanleiterin Uta bereit.*		*2. Erstellen eines Gesprächsleitfadens (als Hilfe) (Eva, Tom, Uta)*	*Montag, den 17.11., um 10 Uhr*	*Uta*	*Grundlegende Regeln zur Gesprächsführung für Tom kopieren.* *Braucht Tom Hilfe bei der Protokollführung?*

Kommunikation zwischen Herrn A. und Eva eingeschränkt und distanziert, Eva möchte das zur Zeit so. Tom hat noch keine Kenntnisse zu Gesprächsführung und Suchtverhalten. *(offene Probleme)*	*Eva hat theoretische Vorkenntnisse zur Gesprächsführung und zu Suchtverhalten allgemein*					
soziales Bezugssystem: *Dominanz der medizinischen Betrachtung im Krankenhaus, Vernachlässigung psycho-sozialer Aspekte (offenes Problem der Institution Krankenhaus mit Auswirkungen auf die Auszubildenden)* *Eva und Tom kennen sich nur wenig (es könnte ein Problem daraus werden, deshalb vermutet)*	**soziales Bezugssystem:** *Praxisanleiterin Uta wird die klinische Visite begleiten.* *Eva hat bereits einmal eine klinische Visite mitgemacht.* *Eva wirkt gut integriert ins Team der Station.*		*3. Gespräch zur Klärung der Grundhaltung und Regeln der Gesprächsführung: Grenzen wahren, Schweigepflicht, etc. (Eva, Tom, Uta)*	*Dienstag, den 18.11., um 12 Uhr*	*Uta*	

(Fortsetzung auf der folgenden Seite)

(Fortsetzung von der vorherigen Seite)

PROBLEME	RESSOURCEN	DIDAKTISCHES MODELL	MAßNAHMEN	WANN?	VERANT-WORTLICHE	SONSTIGES
personale Faktoren: *Ängste vor der Begegnung mit der eigenen (potentiellen) Sucht, Abwehr (vermutetes Problem)*	**personale Faktoren:** *Eva und Tom würden sich in ein Gespräch mit Herrn A. wagen.*		*4. Interview mit Herrn A. unter Zuhilfenahme des Gesprächsleitfadens (Eva, Tom, Uta)*	*Mittwoch, den 19.11., um ? (Spätdienst)*	*Uta*	*genauen Zeitpunkt mit Herrn A. absprechen (macht Eva)*
Arbeitsorganisation: *Eva und Tom sind in verschiedene Schichten eingeteilt. Funktionspflegesystem der Station verhindert Gesamtbild eines Patienten und reduziert Kontakte. (offene Probleme)*	**Arbeitsorganisation:** -		*5. Auswertungsgespräch unter Einbeziehung von Toms Protokoll (Eva, Tom, Uta)*	*unmittelbar nach der klinischen Visite*	*Uta*	*Eventuell kleine Pause zwischen Interview und Auswertungsgespräch? Mindestens eine Stunde Zeit für das Auswertungsgespräch nehmen.*

7.3 Durchführung

Die Vereinbarungen zur Durchführung sind bereits in der Planungsphase getroffen worden. Selbstverständlich sollten sie – von den bereits genannten besonderen Situationen abgesehen – durchgängig eingehalten werden.

Auf drei bisher nicht erwähnte Aspekte möchte ich im folgenden eingehen:

1. Organisation
2. Unmittelbares Vorgespräch
3. Umgang mit unvorhergesehenen Ereignissen

7.3.1 Organisation

An erster Stelle sind alle Beteiligten über die geplante Anleitung in angemessenem Umfang zu informieren.

Dazu gehören mit Sicherheit:

- der oder die Auszubildende / Auszubildenden
- der Patient oder Bewohner (Zustimmung kann erforderlich sein)
- das Stationsteam

Es können hinzu kommen:

- Schule
- Pflegedienstleitung
- andere Arbeitsbereiche

Gegebenenfalls sind Absprachen organisatorischer Art zu treffen (z. B. Termine). Ihr Zeitmanagement als Praxisanleiterin muß so gestaltet werden, daß ausreichend Raum zur Durchführung der Anleitung in der geplanten Form (+ Pufferzonen!) geschaffen wird. Sollten Sie, etwa bei größeren Projekten, absehbar nicht immer erreichbar sein, regeln Sie bereits jetzt mit einer Kollegin verbindlich die Zuständigkeit für diese Zeit. Manche Störungen können bereits jetzt verhindert werden. Die aus dem Alltag der Klinik allzu gut bekannten „Spontantermine" des Patienten, wie Röntgen, EKG, Blutabnahme oder Visite lassen sich mit etwas gutem Willen für die Zeit der Praxisanleitung vermeiden. Auch Reinigungskräfte müssen nicht ausgerechnet während der Anleitung den Boden wischen.

Ein Schild an der Tür *„Bitte nicht stören – Praxisanleitung"* kann mitunter ungeahnte Wirkung zeigen. Sie sollten sich nicht scheuen, für die Praxisanleitung solche Freiräume einzufordern, denn sie sind wichtig genug.

7.3.2 Unmittelbares Vorgespräch

Vor dem Betreten des Patientenzimmers geht es noch einmal darum, ganz kurz wichtige Dinge mit der Auszubildenden zu klären, bzw. zu erinnern:

- Fühlt sich die Auszubildende ausreichend vorbereitet?
- Sind letzte Fragen offen?
- Gibt es aktuelle Veränderungen in der Pflegesituation?

Ist ggf. eine Anpassung der Planung erforderlich?

- Sind die Zeitabsprachen klar, bzw. noch haltbar?
- Sind Rollen und Aufgaben eindeutig festgelegt?
- Vereinbarung von „Notsignalen“.
- Ist der Patient informiert?
- Erinnerung wichtiger Kriterien dieser Anleitung.
- Vielleicht schildert die Auszubildende ihr geplantes Vorgehen.
- Soll ein Durchführungsprotokoll geführt werden? Wer macht das?
- Wann findet das Nachgespräch statt?

7.3.4 Umgang mit unvorhergesehenen Ereignissen

Auch die beste Planung und Vorbereitung schützt nicht vor Überraschungen. Diese Erkenntnis in Verbindung mit ein wenig Humor kann ein wirksames Mittel zur Verhinderung von Frustrationen sein.

Bereits in Kapitel 5.1 („Klarheit in der Rollenverteilung“, Seite 59) wurden mögliche Ursachen notwendiger spontaner Rollenveränderungen ausgeführt. Es waren als Beispiele genannt:

1. „Notsignal“ der Auszubildenden
2. Veränderte Pflegesituation
3. Gefährdung des Patienten

Darüber hinaus können aber noch eine ganze Reihe von Begebenheiten die Durchführung behindern.
Einmal z. B. traf ich während der Praxisanleitung auf eine Mitpatientin im Zimmer, die voller Neugier sämtliche Pflegevorgänge ihrer Bettnachbarin genaustens beobachtete und kommentierte. Sie versuchte, die Auszubildende und mich in Diskussionen zu verwickeln, so daß keine von uns mehr konzentriert arbeiten konnte – der Kontakt zu „unserer“ Patientin drohte verlorenzugehen. In diesem Fall nutzte es nichts, die Mitpatientin darauf aufmerksam zu machen, daß wir Ruhe brauchen für

die praktische Anleitung und auf ihre Einsicht hoffen. Das machte das Ganze für sie eher noch spannender.

Bei allem Verständnis für das möglicherweise in dieser Form präsentierte Bedürfnis nach Zuwendung, blieb uns in dieser Situation nur noch ein Weg: Ich bat sie, mit einer Zeitschrift versorgt, im Aufenthaltsraum zu warten, bis wir fertig seien – zum Glück war sie mobil genug.

Leider kommt es auch gelegentlich vor, daß Auszubildende sich nicht an vorherige Absprachen halten (Lehrende stehen ihnen darin allerdings in nichts nach). In diesem Fall bleibt es abzuwägen, ob ein Eingreifen erforderlich ist. Es kann durchaus genügen, darüber im Nachgespräch zu reden. Vielleicht hatte die Auszubildende ja auch überlegt und in der Situation begründbar anders entschieden?

Selbstverständlich gibt es noch eine unerschöpfliche Fülle möglicher Ereignisse, die ich kaum alle benennen kann.

Eines jedenfalls läßt sich daraus immer lernen: Alles ist nur bedingt planbar. Unvorhergesehenes zwingt dazu, spontan umzudisponieren, um handlungsfähig zu bleiben – und das ist, wie sie wissen, eine allseits brauchbare Fähigkeit in den Pflegeberufen.

7.4 Auswertung

Der vierte Schritt des Regelkreismodelles ist die Auswertung. Die Auswertung umfaßt inhaltlich die Betrachtung dreier Elemente

- Auszubildende
- Regelkreis
- Selbstreflexion der Praxisanleiterin

mit dem Ziel, nachfolgende Planungen entsprechend auszurichten.

Der Verlauf der Durchführung und das Nachgespräch sind die Informationsquellen, aus denen sich Anhaltspunkte zur Analyse der genannten drei inhaltlichen Elemente ziehen lassen.

7.4.1 Nachgespräch

Das Nachgespräch kann in zwei Etappen aufgeteilt werden:

1. Meist beginnt die Auswertung mit einem der praktischen Anleitung unmittelbar folgenden Nachgespräch. Dieses dient in der Hauptsache einem kurzen Austausch zwischen Auszubildender und Praxisanleiterin, sowie dem Auffangen und Festhalten noch „frischer“ Erlebnisse, Ein-

drücke und Fragen, die bei längerem Warten verlorenzugehen drohen sollten notiert werden.

Eine erste knappe Rückmeldung von ihrer Seite kann ebenfalls angebracht sein, sollte aber entlastende Wirkung für die Auszubildende haben und die (ehrlich gemeinte) Versicherung enthalten, über alles noch einmal in Ruhe zu reden.

Keinesfalls sollte die Auszubildende ihre negative Kritik anhören und dann bis zum nächsten Tag auf die Fortsetzung eines Gespräches warten müssen. An dieser Stelle ist eine besonders vorsichtige Selektion dessen angesagt, was mitgeteilt wird.

Sie befinden sich hier wieder einmal auf einer Gradwanderung zwischen Authentizität und Schutz der Auszubildenden.

Auch wenn Sie möglicherweise enttäuscht oder verärgert sind, lassen Sie sich Zeit für einen Rückblick für sich ganz allein und in aller Ruhe – unter der Perspektive:

- Was ist bei mir in dieser Situation passiert?
- Hat dieses Gefühl wirklich konkret etwas mit dem Handeln der Auszubildenden zu tun?

Manchmal kann es hilfreich sein, gerade in Erwartung problematischer Auswertungssituationen, ein wenig zeitliche Distanz zu schaffen. Das berühmte, „einmal über die Sache schlafen“ hat auch hier seine Berechtigung.

2. Ausführliche Reflexion und Diskussion können, wenn die schriftliche Fixierung wichtiger Punkte stattgefunden hat, bedenkenlos auf den nächsten Tag verschoben werden.

Hier dienen dann zusätzlich ein möglicherweise erstelltes Durchführungsprotokoll, sowie die Kriterien der praktischen Anleitung als Leitfaden.

Der Gesprächsverlauf läßt sich in drei Phasen einteilen:

1. Eröffnung
2. Feed-back
3. Auswertung

1. Eröffnung:

- Aufforderung der Auszubildenden zur Selbstreflexion (Wie ging es Dir? Wie war es für Dich? ...)
- Wenn erforderlich Anknüpfungspunkte anbieten
- Vorsichtige Rückfragen zu eigenen Wahrnehmungen stellen

Halten Sie sich in dieser Phase des Gespräches unbedingt mit Rückmeldungen und Beurteilungen zurück. Sie lenken sonst vorschnell das Gespräch in bestimmte Bahnen. Damit vergeben Sie die Chance, daß die Auszubildende selbst ihre Einschätzungen einbringt und vielleicht Selbstkritik äußert.

Reißen Sie die Gesprächsführung nicht unnötig an sich. Nur wenn Sie Schweigen können hat die Auszubildende Raum, sich mitzuteilen. Dann erfahren Sie etwas von ihr. Vielleicht deckt sich so manches, was Sie beobachtet haben mit dem, was die Auszubildende nun anspricht. Damit haben Sie einen ausgezeichneten Boden für die nachfolgende Phase des Gespräches.

Nur dann, wenn der Auszubildenden der Gesprächseinstieg trotz ihrer Eröffnungsfrage wirklich nicht gelingt, sollten Sie Hilfestellungen anbieten.

Dies können Sie tun, indem Sie beispielsweise auf bestimmte Situationen während der Praxisanleitung Bezug nehmen oder aber wohldosierte Rückfragen zu eigenen Wahrnehmungen stellen.

Besser ist es allerdings immer, solche Eingriffe zu vermeiden, weil sie bereits lenkend sein können.

Auch ein Moment des Schweigens am Beginn des Nachgespräches kann ausgehalten werden, wenn er als ein Sammeln von Gedanken interpretiert wird. Erst wenn das Schweigen bedrückend wird, sollten Sie eingreifen.

2. Feed-back:

- direkten Bezug zu Lernzielen und Kriterien herstellen
- erstelltes Verlaufsprotokoll als Hilfsmittel einbringen
- Rückmeldung zu Fakten
- Rückmeldung zu subjektiven Wahrnehmungen
- Feed-back Regeln beachten

Versuchen Sie, auch in dieser Phase den Dialog zu erhalten. Es geht jetzt nicht darum, daß „Sie endlich dran sind".

Bedenken Sie, daß Erkenntnisse, die selbst erfahren wurden immer ein Mehr an Entwicklung bedeuten als alles, was andere sagen. Deshalb ist es auch in dieser Gesprächsphase sehr produktiv, Selbstreflexion und Selbsterkenntnis zu unterstützen. Sie sollten darum unbedingt Bezug zu den in der ersten Phase genannten Punkten der Auszubildenden nehmen. Diese Themen sind offene Gesprächsangebote.
Selbstverständlich hat die Auszubildende darüber hinaus aber auch das Recht (und meistens auch den Wunsch), von Ihnen als Anleiterin ein qualifiziertes Feed-back zu erhalten.

Die Beachtung einiger Regeln können dabei hilfreich sein:

- **Stellen Sie sicher, daß Ihr Feed-back erwünscht ist.**
- **Beachten Sie die Grenzen der Feed-back Empfängerin.**
- **Äußern Sie Wahrnehmungen statt Interpretationen.**
- **Beziehen Sie sich auf konkrete Situationen und konkretes Verhalten, nicht aber auf die Person der Empfängerin (keine DU-Botschaften).**
- **Sprechen Sie in der Ich-Form.**
- **Auch positive Gefühle und Wahrnehmungen gehören ins Feed-back.**
- **Feed-back soll umkehrbar sein: Sagen Sie nur das, was auch Sie bereit wären, sich anzuhören.**

(in Anlehnung an Ruth Cohn)

Noch einmal als Erinnerung:

DU-Botschaften sind immer Wertungen. Deshalb sind sie im Rahmen eines konstruktiven Feed-backs zu vermeiden.

- *„Du bist unkonzentriert."*
- *„Ich sehe, daß Du dich schlecht vorbereitet hast."*
- *„Du bist keinen Schritt vorangekommen."*

Wenn es Ihnen angebracht scheint, Ihre subjektiven Wahrnehmungen zu äußern, benennen Sie diese deutlich als persönlichen Eindruck.

Sprechen Sie deshalb in der ICH-Form:

- *„Du hast heute auf mich unkonzentriert gewirkt."*
- *„Mein Eindruck ist ..."*
- *„Ich hatte das Gefühl, Dich vielleicht nicht ausreichend unterstützt zu haben."*

(siehe auch Kapitel 4.3 „ICH-Botschaften", Seite 48)

Um ihre Wahrnehmungen indirekt anzusprechen, eignen sich im Nachgespräch auch Rückfragen wie:

- *„Fühltest du dich verunsichert?"*
- *„Hattest du ein Problem in dieser Situation?"*
- *„Wie ging es dir, als ...?"*
- *„Kann es sein, daß ...?"*

In jedem Falle sollte in dieser Phase die Auszubildende das letzte Wort haben. Ihr ist Gelegenheit zu geben, sich zu dem gehörten Feed-back noch einmal zu äußern.

3. Auswertung:

In der Auswertungsphase geht es darum, die gesamte Anleitungsituation kritisch zu beleuchten. Ziel ist es dabei, aus dem Vergangenen für die Zukunft zu lernen.

Versäumen Sie an dieser Stelle nicht, sich selbst eine Rückmeldung von der Auszubildenden zu holen, damit auch Sie Ihr eigenes Handeln reflektieren können.

7.4.2 Drei Elemente der Auswertung

Die im folgenden ausgeführten inhaltlichen Aspekte der Auswertung können und sollten zum allergrößten Teil gemeinsam mit der Auszubildenden besprochen werden. Einzige Ausnahme ist das Element der Selbstreflexion Ihres eigenen Handelns als Praxisanleiterin.

1. Auszubildende

- War der Standort der Auszubildenden richtig eingeschätzt?
- Sind vorhandene Ressourcen ausreichend in die Arbeit einbezogen worden?

- Was hat die Auszubildende inhaltlich aus dieser Praxisanleitung mitgenommen?
- Gibt es einen Eindruck, der besonders nachwirkt?
- Welche Probleme sind noch nicht gelöst oder neu entstanden?
- Wie hat sie das didaktische Vorgehen und die Rollenverteilung erlebt?
- Fühlte sie sich gut betreut? Wo gab es Mängel?
- Welche Vorschläge / Wünsche / Bedürfnisse hat sie im Hinblick auf zukünftige Anleitungen?

Die meisten dieser Fragen lassen sich im Verlauf des Nachgespräches direkt ansprechen. Es geht darum, das Erleben der Auszubildenden zu erfahren, um in der Lage zu sein, folgende Anleitungen noch genauer auf diese Auszubildende auszurichten. Sind Sie deshalb vorsichtig mit voreiligen Interpretationen: „Auszubildende Astrid hat sich kaum aktiv an der Fallbesprechung beteiligt.“ - Aber heißt das, diese Methode ist für sie ungeeignet? Sprechen Sie Ihre Beobachtung an und fragen Sie nach. So mancher Irrtum hat sich auf diese Weise schnell aufgeklärt.

2. Regelkreis

Jeder einzelne Schritt des Regelkreises wird überprüft. Ist die Anleitung insgesamt gelungen, erübrigt sich meist die Suche nach Defiziten. Sind aber die Ziele nicht oder nur mit Hindernissen erreicht worden, muß jede einzelne Etappe genau betrachtet werden:

- War es ein Mangel oder der falsche Umgang mit Informationen?
- Waren die zielorientierte Planung und die daraus resultierenden Entscheidungen wirklich angemessen?
- Liegt die Ursache der entstandenen Defizite im Verlauf der Durchführung begründet?
- War die Auswertung verfrüht?
- Ist wirklich das ausgewertet worden, was Thema der Anleitung war und durch die Ziele und Kriterin definiert wurde?

Es geht dabei darum, herauszufinden WAS WARUM nicht klappte. Erst die Kenntnis der Ursache ermöglicht in Zukunft deren Vermeidung.

Umgekehrt lassen sich auch Rückschlüsse ziehen, warum etwas besonders gut gelungen ist und dann vielleicht wiederholen. Erfahrungen sind die Quelle möglicher Veränderungen. Je intensiver die Auseinandersetzung damit erfolgt, desto ertragreicher wird der Erfolg sein.

Hier sind einige Beispiele zu den vier Schritten des Regelkreises zugeordnet. Die Vermerke in Klammern dienen als Bezugspunkte zu den entsprechenden Stellen in diesem Buch:

Information:

- Auszubildender Hans hat Probleme mit der Handhabung des Inhalationsgerätes. Im Nachgespräch stellt sich heraus, daß er bisher keine Unterweisung zu diesem Gerät bekommen hatte. (Person des Auszubildenden; Kapitel 7.1.1 „Auszubildende", Seite 95)
- Praxisanleiterin Agnes stellt während der Besprechung der Pflegeplanung fest, daß sie die Art der Anwendung des Dokumentationssystemes auf dieser Station nicht kennt. (Person der Anleiterin; Kapitel 7.1.2 „Anleiterin", Seite 97)
- Praxisanleiterin Renate muß ihre Kollegin unerwartet vertreten. Sie hat unter anderem Sigrid zu betreuen, die sie kaum kennt, von der sie aber bereits gehört hatte, „sie sei schwierig". Da sie zudem noch nie auf dieser Station gearbeitet hat, ist Renate entsprechend verunsichert. Wider Erwarten läuft alles prima. Es stellt sich heraus, daß Renate und Sigrid sehr gut miteinander auskommen. (Beziehungsstruktur; Kapitel 7.1.3 „Beziehung zwischen Anleiterin und Auszubildender", Seite 99)
- Erstmals wurde das didaktische Modell der Patenschaften ausprobiert. Die Einschätzung der Schule, daß die Auszubildenden bei entsprechender vorausgeganener Information der Stations- und Pflegedienstleitung zeitweise freigestellt werden, um ihre jeweiligen Paten in anderen Arbeitsbereichen zu betreuen, erwies sich als falsch. (Umfeld; Kapitel 7.1.4 „Umfeld", Seite 99)

Zielorientierte Planung

- Das gesetzte Ziel wurde in der praktischen Anleitung nicht erreicht. Es zeigte sich deutlich, daß Petra noch sehr viel Unterstützung bei der Erstellung einer Pflegeplanung benötigt. Die Zeit bis zur Erreichung des Zieles war viel zu knapp bemessen. Es müssen konkrete Hilfen und kleine Lernabschnitte angeboten werden. (Ziele, Probleme und Ressourcen falsch eingeschätzt; Kapitel 7.2.1 „Ziele", Seite 110, Kapitel 7.2.2 „Probleme", Seite 123 und Kapitel 7.2.3 „Ressourcen", Seite 133)

- Im Verlauf der praktischen Anleitung setzte Elke viel mehr Ideen zur Mobilisation von Frau K. um als im Vorgespräch angesprochen wurden. Praxisanleiterin S. war angenehm überrascht. (Ressourcen; Kapitel 7.2.3 „Ressourcen“, Seite 133)
- Bereits zum wiederholten Male versucht Praxisanleiterin Ines mit Thomas einen Bewohner zu baden. Jedesmal verläuft der Vorgang ähnlich und es gibt die gleichen Problempunkte im Nachgespräch zu erörtern. Thomas wird zunehmend nervöser und Ines immer ungeduldiger. (Didaktische Entscheidung überdenken; Kapitel 7.2.4 „Didaktische Entscheidungen“, Seite 135)
- Der zur praktischen Anleitung vorgesehene Bewohner wurde bereits von einer Kollegin versorgt, die nicht informiert war. (Organisation; Kapitel 7.3 „Durchführung“, Seite 147)
- Frau A. hat während der ganzen Nacht starke Schmerzen gehabt und konnte kaum schlafen. Auszubildende Andrea hat zwar diese Information erhalten, mit Frau A. aber noch nicht selbst gesprochen. Als sie nun mit Praxisanleiterin Bea zu Frau A. kommt, sieht sich diese nicht in der Lage aufzustehen. Damit ist die praktische Anleitung zur Mobiisation in der geplanten Form nicht durchführbar. (unmittelbares Vorgespräch, aktuelle Änderung der Pflegesituation; Kapitel 7.3 „Durchführung“, Seite 146)
- Viele wichtige Punkte der Nachbereitung sind offen geblieben. Praxisanleiterin Erna und auch Auszubildender Frank sind unzufrieden, beide haben das Gefühl, die Anleitung habe „nichts gebracht“. Das Nachgespräch mußte unter großem Zeitdruck stattfinden, da Erna zu einer Besprechung in der Schule erwartet wurde. Die Vereinbarung eines neuen Termines wurde in der Hektik vergessen. (Nachgespräch; Kapitel 7.4.1 „Nachgespräch“, Seite 149)

Es läßt sich unschwer erkennen, daß mit diesem Verfahren eine ziemlich genaue Ortung des Defizits, der Problemursache oder auch der bislang verkannten Stärken möglich wird.

Erst dann sind gezielte und entsprechend wirksame Veränderungen für die nächste Praxisanleitung möglich.

Genaugenommen ist dies ein kleiner Regelkreis der Problemlösung im großen Regelkreis der Gestaltung der praktischen Anleitung.

Sicher gibt es auch hier keine Garantie für den Ausschluß von Unsicherheiten oder Fehleinschätzungen, aber die Gefahr der Verwechslung von Symptomen und Ursachen wird gering gehalten.

3. Selbstreflexion

Diesen Teil der Auswertung machen Sie ausschließlich mit sich selbst aus.

Austausch, Beratung und Hilfestellung können Sie sich bei Ihren Kolleginnen holen, nicht aber bei Auszubildenden. Achten Sie unbedingt darauf, daß es hier nicht zu Vermischungen kommt! Leitende Fragen sind:

- Wie ging es mir als Praxisanleiterin ...
  - im Kontakt mit der Auszubildenden?
  - mit dem Thema der Anleitung?
  - mit meiner pädagogischen Haltung?
  - mit der didaktischen Entscheidung?
  - mit meiner Rolle während der Anleitung?

- War meine pädagogische Haltung ...
  - in Einklang mit meiner Absicht?
  - durchgängig oder gab es Brüche?

- Was nehme ich mit aus dieser Praxisanleitung?

Selbstreflexion ist eine wichtige berufliche Aufgabe eines jeden pädagogisch handelnden Menschen. Sich selbst zu beobachten, sowie Sorge und Schutz für die eigene Person sicherzustellen, gehört gewissermaßen zum „Überlebenstraining“ in der pädagogischen Arbeit.

Versuchen sie deshalb, ehrlich zu sich selbst zu sein. Gestehen Sie sich zu, für manche Dinge keine Energie oder nicht ausreichende Fachkenntnis zu haben. Jeder Mensch hat Stärken und Schwächen.

Wenn ich zum Beispiel in diesem Buch verschiedene didaktische Modelle zur praktischen Anleitung anbiete, wird Ihnen (und mir) das eine näher sein als das andere.
Vielleicht werden Sie sich wohler fühlen bei der punktuellen Anleitung mit einer Auszubildenden als bei einer Gruppenanleitung.
Vielleicht erinnern Sie sich noch an das Chaos der Projektarbeit vor zwei Jahren und haben zur Zeit keine Lust auf ein solches Abenteuer.

Vielleicht ist Ihr Ärger über das peinliche Verhalten von Auszubildender X. bei der klinischen Visite, die Sie so viel Vorbereitungsarbeit gekostet hat, noch ganz frisch.
All das ist in Ordnung – vorausgesetzt, Sie sind sich darüber bewußt und nehmen ihren momentanen Standort ernst!

Professionelles Handeln ist nur in Kenntnis und unter Beachtung der eigenen Stärken und Grenzen möglich!

Schauen Sie aber auch unbedingt, nach Situationen, in denen Sie sich wohl fühlten und sich ihre Stärken zeigten.

Viele Menschen, besonders häufig leider Frauen, scheinen auf diesem Auge erhebliche Sehschwächen zu haben.

Wenn auch Sie zu einer solch einseitigen Selbstwahrnehmung neigen, versuchen Sie einmal, für jede negative Kritik, die sie rückblickend an sich haben, etwas zu finden, was Ihnen gelungen ist. Füllen Sie die Waagschale gleichmäßig, denn das schärft das getrübte Auge.

Und noch etwas:
Nehmen Sie positive Rückmeldungen und Lob an – Sie haben es ganz sicher verdient.

8. Dokumentation

Ebenso wie bei der geplanten Pflege ist auch bei der praktischen Anleitung **über den gesamten Prozeß** (also von der Informationssammlung bis zur Auswertung) eine Dokumentation erforderlich.

Zum einen wird wohl niemand ernsthaft behaupten wollen, er könne sich alle erforderlichen Informationen und sämtliche Planungsschritte merken. Zum anderen aber wird erst durch die Dokumentation die gemeinsame Arbeit rekonstruierbar gemacht. Dies ist für die Auswertung von großer Wichtigkeit.
Selbstverständlich muß zu diesem Zweck nicht jeder einzelne Diskussionspunkt schriftlich fixiert werden, aber alle getroffenen Entscheidungen und Verbindlichkeiten. Vielleicht ist es anfangs schwierig, sich an eine kontinuierliche schriftliche Begleitung der Arbeit zu gewöhnen. Bis eine gewisse Routine erreicht und angemessene Hilfsmittel gefunden oder selbst erstellt wurden ist ganz sicher auch einiges an Mehrarbeit erforderlich. Nach dieser Anfangsperiode allerdings zeigt sich schnell der Gewinn eines solchen Vorgehens, nämlich Zeitersparnis durch Strukturierung und Systematisierung arbeitsorganisatorischer Abläufe.

8.1 Hilfsmittel zur Dokumentation

1. bei der Information
2. bei der zielorientierten Planung
3. bei der Durchführung
4. bei der Auswertung
5. des gesamten Ausbildungsverlaufes

1. Hilfsmittel zur Dokumentation bei der Information

Ein Mittel zur Dokumentation wichtiger Informationen ist der in Kapitel 7.1.5 („Praxisbogen Ausbildungsangebot", Seite 100) vorgestellte "*Praxisbogen Ausbildungsangebot*".

Das *Zuordnungsschema für die Ressourcen und Probleme der Auszubildenden* (Kapitel 7.1.1 „Auszubildende", Seite 95) kann entweder schon an dieser Stelle oder aber erst bei der Planung (siehe Beispiele in Kapitel 7.2.5 „Beispiele einer Planung", Seite 136) zum Einsatz gebracht werden.

2. Hilfsmittel zur Dokumentation bei der zielorientierten Planung

Hier kann das *Raster* der Planungsbeispiele (siehe Seite 140 und Seite 144) als Dokumentationsgrundlage dienen. Einmal (vielleicht in DIN-A3-Format) angelegt und kopiert, kann es immer wieder neu mit Inhalt gefüllt werden.

Darüber hinaus sollten Beratungen und vor allem die erfolgten Absprachen mit anderen Beteiligten festgehalten werden (Gesprächs- oder Ergebnisprotokolle).

3. Hilfsmittel zur Dokumentation bei der Durchführung

Ein Durchführungsprotokoll ist bei der praktischen Prüfung in den Pflegeberufen verpflichtend. Es zu führen bietet sich aber auch für andere Anleitungen an.

So könnte es aussehen:

DURCHFÜHRUNGSPROTOKOLL

Datum: ________ Anwesende / Funktion: ____________________

1. Vereinbarte Kriterien:

2. Verlauf:

3. Besonderes:

4. Zu besprechen ist:

Die Rubrik der Kriterien wird bereits im Vorfeld gefüllt und läßt ausreichend Platz für entsprechende Kommentare.

Für Prüfungssituationen kann es zur Reduzierung von Schreibarbeit während des Verlaufes, hilfreich sein, die Kriterien mit Qualitätsmerkmalen zu versehen. Auch bei diesem Vorgehen sollte allerdings etwas Raum für Anmerkungen gelassen werden.

Das Führen eines solchen Protokolls ist bei Anleitungen, die die Mitarbeit der Praxisanleiterin erfordern, nicht möglich. Eine Alternative ist dann, im unmittelbaren Anschluß an die Anleitung einige Punkte in das Protokollblatt einzutragen und entsprechend als Gedächtnisprotokoll zu kennzeichnen.

Teilprotokolle unter bestimmten Fragestellungen, die von Auszubildenden während einer praktischen Anleitung geführt werden, sind hingegen eher ein didaktisches Instrumentarium als ein Mittel zur Dokumentation des Verlaufes.

4. Hilfsmittel zur Dokumentation bei der Auswertung

Für die notwendige *Dokumentation bei dem unmittelbaren Nachgespräch* ist es ausreichend, spontane Eindrücke, Gefühle und Fragen ungeordnet aufzuschreiben. In dieser Etappe sollte weder etwas aussortiert, noch Zeit und Energie mit der Suche nach geschliffenen Formulierungen vergeudet werden.

Die Dokumentation des unmittelbaren Nachgespräches ist eine Sache von ganz wenigen Minuten.

Anders verhält es sich bei dem ausführlichen Nachgespräch. Hier sollten die Ergebnisse sehr wohl strukturiert und im Sinne einer weitergehenden Arbeit ausgewertet werden.

Auf der nächsten Seite finden Sie einen Vorschlag für eine entsprechende Vorlage.

NACHGESPRÄCHSPROTOKOLL

der Anleitung vom ________________

Datum: __________ Anwesende / Funktion: ______________________

1. Ziele erreicht?

2. Welche Probleme traten auf? Ursachen?

3. Diskussionspunkte:

4. Ansätze für die weitere Arbeit:

5. Vereinbarungen:

5. Hilfsmittel zur Dokumentation des gesamten Ausbildungsverlaufes

Zur Dokumentation des gesamten Ausbildungsverlaufes sind *Tätigkeitskataloge* (Tätigkeitshefte, Tätigkeitsnachweise o. ä.) geeignet. Ausbildungsrelevante Tätigkeiten werden geordnet (in letzter Zeit zunehmend nach den Aktivitäten des täglichen Lebens) und aufgelistet. Bei erfolgter Ausführung wird jeweils ein Vermerk gemacht.

Mitunter ist dieser Eintrag in die entsprechende Rubrik „gesehen, mitgemacht oder selbständig ausgeführt“ (o. ä.) vorzunehmen.

Diese Instrumente enthalten keine Kriterien zur Qualitätsbewertung wie dies in Beurteilungsbögen der Fall ist. Hier geht es lediglich darum, nachzuweisen, daß eine bestimmte Tätigkeit gelernt wurde – wie gut bleibt dahingestellt.

Aus diesem Grunde sind alle Formen der Tätigkeitsnachweise zwar wichtige Bestandteile einer Ausbildungsdokumentation, aber keinesfalls ausreichende Grundlage für eine Beurteilung.

Das Führen eines Tätigkeitsnachweises ist auch in anderen Ausbildungsberufen üblich. Zur Dokumentation und als Hilfsmittel zum Informationstransfer zwischen den Lehrenden in der Praxis und in der Theorie, sowie als Übersicht für die Auszubildenden hat ein solches Instrument durchaus seine Berechtigung.

Voraussetzung ist allerdings, daß die Arbeit damit ernst genommen wird. Ein Tätigkeitsnachweis, der nachlässig geführt wird oder aber die Zeit der Ausbildung in einer beliebigen Schublade zubringt, ist nutzlos.

Tätigkeitsnachweise sind Produkte der Kooperation zwischen Lehrenden der Pflegeschule und den Praxisanleiterinnen. In diesem Kreis muß ein gemeinsames Verständnis für die Bedeutung eines solchen Instrumentes entwickelt und die sinnvolle Einbindung in die Ausbildungsgestaltung erörtert werden. Nur wenn hier ein entsprechender Konsens geschaffen wurde, wird auch die Arbeit mit dem Tätigkeitsnachweis ernst genommen.

Es kann von niemandem erwartet werden, eine Arbeit konsequent zu tun, deren Sinn nicht einsichtig ist.

Gleiches gilt natürlich auch für die Auszubildenden. Sie müssen am Anfang ihrer Ausbildung über Bedeutung und Möglichkeiten des Tätigkeitsnachweises umfassend informiert werden, damit sie ihn als Begleiter für die nächsten Jahre akzeptieren und entsprechend verantwortungsvoll handhaben.

Sonstiges

Abgesehen von allem bisher genannten, kann es noch einen ganz anderen Grund zur Dokumentation geben, der mitunter nicht unbedeutend ist:

In einigen Krankenhäusern und Pflegeheimen ist die Berufsgruppe der Praxisanleiterinnen gerade erst dabei, ihr Arbeitsfeld abzustecken. Es gibt keine oder nur sehr diffuse Stellenbeschreibungen. Für viele Mitarbeiter (und Pflegedienstleitungen) ist es unerklärlich, wieso plötzlich besonders qualifizierte Personen die Anleitung übernehmen, wo doch bislang auch alles irgendwie gelaufen ist.

Kaum jemand weiß genau, worin die Qualifikation der Praxisanleiterinnen besteht – noch weniger ist das konkrete Aufgabengebiet oder gar der zeitliche Umfang einer qualitativ guten Praxisanleitung bekannt.

Wie schwierig es sein kann, vor diesem Hintergrund die Arbeit der Praxisanleiterinnen zu rechtfertigen, wissen sicher viele von Ihnen.

Eine bisher nicht veröffentlichte Umfrage unter Praxisanleiterinnen und Unterrichtskräften hat übrigens gezeigt, daß diese selbst ihren tatsächlichen Arbeitsaufwand bei der Praxisanleitung zum Teil erheblich unterschätzen.

Eine umfassende Dokumentation ist also nicht nur für den Anleitungsprozeß notwendig, sondern darüber hinaus auch als Nachweis der tatsächlich geleisteten Arbeit sinnvoll.

Sollte es darum gehen, Ihren tatsächlichen Arbeitsaufwand sich selbst und anderen transparent zu machen, bietet sich neben der Prozeßdokumentation das Führen eines *Tagebuches* an. Gerade dann, wenn Sie aufgefordert sein sollten, sich selbst eine Stellenbeschreibung zu entwickeln (kommt häufig vor), ist es angebracht, über einen Zeitraum von mindestens vier Wochen ein solches Tagebuch zu führen. Erst dann ist es möglich, all ihre Aufgaben zusammenzustellen und mit einem realistischen Zeitbedarf zu verbinden – so manche Überraschung ist Ihnen und anderen dabei sicher.

9. Beurteilung und Rückmeldung

Beurteilungen und Notengebung gehören zu den umstrittensten Themen in der Bildungsarbeit. Für den Bereich der Erwachsenenbildung – und um diesen geht es in der Pflegeausbildung – verschärft sich die Diskussion noch einmal.

Geht es in der Erwachsenenbildung doch oft gerade nicht mehr allein um die Vermittlung rationalen Wisses, sondern vielmehr um die Begleitung persönlicher Entwicklungsprozesse, so wird auch die Erfolgsbeurteilung zunehmend fragwürdiger.

Darüber hinaus hat das, was die Lehrende vermitteln möchte noch lange nichts mit dem zu tun, was die Lernenden aus dem Lernprozeß mitnehmen. Für jeden einzelnen Menschen wird das etwas anderes sein.

Oft schon habe ich nach Abschluß einer Unterrichtseinheit oder der Erprobung einer anderen Methode die Teilnehmer/innen gefragt, was sie für sich mit nach Hause nehmen. Die Antworten waren völlig unterschiedlich und von großer Bandbreite. Auf viele subjektive Lerneffekte wäre ich im Vorfeld niemals gekommen.

Aber dennoch ist es notwendig festzustellen, ob die gesteckten Ziele einer Lernsituation erreicht wurden, ob Lernende anschließend wirklich mehr Handlungskompetenz oder mehr Wissen und Sicherheit haben als vor dieser Maßnahme.

Wie sonst soll die Lehrende erfahren, was in ihrem eigenen Handeln und in der Gestaltung des Lernprozesses hilfreich oder hinderlich war?

Ich möchte Ihnen nicht verheimlichen, daß auch ich zu diesem Thema mehr Fragen als Antworten habe.

Trotzdem werde ich Ihnen meinen Standpunkt erläutern:
Beurteilungen im Sinne einer Evaluation als letzten Schritt des Regelkreismodelles halte ich für absolut notwendig in jeder Art von Bildungsarbeit.

Unerläßlich ist meines Erachtens auch die individuelle Rückmeldung an die Auszubildenden, allerdings in einer Form, die die Subjektivität der Aussagen betont.

Das Wichtigste an einer Rückmeldung oder Beurteilung ist immer, daß sie weiterbringt, d. h. neue Fragen aufwirft, Erfolge heraushebt, Mut macht, Probleme aufdeckt, Ansatzpunkte für weiteres Arbeiten festlegt, kurz: konstruktiv ist.

Über den Blick zurück, werden neue Wege in die Zukunft entwickelt.

Von der gelegentlich zu beobachtenden Strategie, sich dem Dilemma der Rückmeldungen und Beurteilungen dadurch zu entziehen, daß diese möglichst ganz vermieden werden, halte ich nichts.
Zu der Aufgabe einer Lehrkraft oder Praxisanleiterin gehört eine sachgerechte Beurteilung. Es hilft auch nichts, sich und andere durch zurückhaltende und bedeckte Kritiken vor möglichen Konflikten oder Konsequenzen zu bewahren.
Vielmehr werden so Unsicherheiten geschaffen und das Recht der Auszubildenden auf fundierte Rückmeldung untergraben. Nicht selten erwächst aus dieser vermeintlich liberalen Haltung der Lehrkraft ein großes Drama, wenn (scheinbar) plötzlich eine schlechte Note in der Prüfung oder gar die Fortsetzung des Ausbildungsverhältnisses zur Debatte steht. - Damit kein Mißverständnis entsteht: Ich bin nicht der Meinung, daß Kritiken sich immer nur auf negative Eindrücke beziehen sollen – ganz im Gegenteil, aber ich finde, daß diese nicht aus falsch verstandener Rücksichtnahme unterlassen werden sollen.

Bedingt durch die Struktur der Pflegeausbildungen und der Rolle der Praxisanleiterin als Lehrende und Beurteilende ergibt sich zwangsläufig eine Hierarchie in der Lernbeziehung zwischen Praxisanleiterin (Lehrkraft) und Auszubildender.

Die Praxisanleiterin (Lehrkraft) hat faktisch mehr Macht, Einfluß und Entscheidungskompetenz. Dies ist eine nicht zu leugnende Tatsache, die bestimmte Probleme und Hindernisse in der Lernbeziehung mit sich bringt.
Aber keines dieser Probleme wird durch das Verwischen dieser Strukturen geringer. Im Gegenteil – der für alle durchsichtige und verantwortungsvolle Umgang der Lehrkraft mit dieser Macht schafft Klarheit in der Lernbeziehung. Den Auszubildenden wird die Chance gegeben, Strukturen zu erkennen, Realitäten zu akzeptieren oder sich ggf. zu wehren.

Und noch etwas: Beurteilung und Rückmeldung im Lernprozeß ist keine Einbahnstraße. Stellen auch Sie ihre Arbeit der Kritik der Auszubildenden! Ganz sicher werden Sie eine Menge davon profitieren (siehe Kapitel 9.3 „Formen schriftlicher Beurteilung“ Stichwort: Sonstiges, Seite 183).

Um es noch einmal zusammenzufassen:

Rückmeldung, Kritik und Beurteilung sind kein unvermeidbares Übel, sondern wichtiger Bestandteil eines jeden Lern- und Entwicklungsprozesses.

Letztendlich entscheidend bleibt die Frage nach dem Vorgehen und der Form der Rückmeldung zu klären. Ich hoffe, daß Sie im folgenden einige Anregungen und Hilfen dazu finden werden.

9.1 Objektivität – ein realistisches Ziel?

Jede Form von Beurteilung ist mehr oder weniger subjektiv. Sie hängt letztendlich maßgeblich davon ab, was die Beurteilende wahrzunehmen vermag, was ihre individuellen Wichtigkeiten sind, was Erinnerungen weckt und was als besonders beeindruckend erlebt wird.

Die gleiche Situation kann mitunter völlig unterschiedlich beurteilt werden. Dies ist meist kein böser Wille, sondern findet seine Ursache in den unterschiedlichen Wahrnehmungen, Assoziationen und Wertvorstellungen der beobachtenden Personen.

Was jemand besonders positiv hervorhebt, kann für den anderen gerade ein Grund für eine schlechtere Beurteilung sein.
Diejenige, die beurteilt wird, steht diesem Effekt ganz ohne Einfluß gegenüber.

Selbst Tests, die allein auf dem Abfragen von Fakten basieren und die Beantwortung der Fragen durch Ankreuzmöglichkeiten vorgeben, sind keineswegs objektiv. Schließlich sind sowohl die Fragen als auch die Antwortalternativen von irgend jemandem ausgewählt worden – nach dessen Vorstellungen und Wertigkeiten.

Auch wenn es keine Objektivität in der Beurteilung geben kann, so gibt es doch Wege, die subjektiven Einflüsse zu reduzieren.

Vier davon möchte ich im folgenden vorstellen:

1. Kriterienorientierung
2. Hinzuziehen einer weiteren Person
3. Selbstreflexion
4. Subjektivität als Realität akzeptieren

1. Kriterienorientierung

Die Orientierung an Kriterien dient dazu, eine gewollte Selektion der Wahrnehmung zu erreichen. Der Focus bei der Beobachtung einer Situation wird so gezielt auf bestimmte Elemente gerichtet, wobei anderen bewußt weniger oder keine Beachtung geschenkt wird.

Sie können helfen, sich auf das zu konzentrieren, was es tatsächlich zu beurteilen gilt:

Zu beurteilen ist nicht die Auszubildende als Person, sondern ausschließlich ihr Handeln und Verhalten.

Kriterien können sich auf drei Bereiche beziehen:

1. Entwicklung
2. Lernziel
3. Qualität

Diese Bereiche sind nicht ganz klar voneinander abzugrenzen, bedingen sich zum Teil gegenseitig, aber es kann hilfreich sein, sich darüber klar zu werden, wo das erstellte Beurteilungskriterium zuzuordnen ist.

Entwicklungsbezogene Kriterien umfassen immer einen Zeitraum, in dem Veränderungen möglich waren. Sie zu erstellen, bedingt die Begleitung einer Auszubildenden über diesen Zeitraum mit dem Ziel, eine klar definierte Entwicklung voran zu bringen.

Der Weg von X nach Y wird zwischendurch mittels Kriterien überprüft, um festzustellen, welche Strecke bereits zurückgelegt wurde, bzw. noch zurückzulegen ist.

Hierbei bedarf es selbstverständlich einem oder mehrerer Lernziele, aus denen die Kriterien abgeleitet werden. Von der Praxisanleiterin erfordert die Begleitung eines jeden Entwicklungsprozesses Aufmerksamkeit, Geduld und ganz sicher auch die Akzeptanz von „Ruhephasen“ oder vermeintlichen „Rückschritten“.

Mit allen damit verbundenen Einschränkungen gehört an diese Stelle auch die Beurteilung oder Einschätzung persönlicher und affektiver Entwicklungsschritte im Verlauf der gesamten Ausbildung, wie zum Beispiel:

- die Bereitschaft, Verantwortung zu übernehmen
- Steigerung des Selbstbewußtseins
- Fähigkeit zur Selbstkritik
- Konfliktfähigkeit
- Reduzierung von Vorurteilen

Also alles schwer überprüfbare Gegenstände. Hier ist die Beurteilende auf Äußerungen zur Selbsteinschätzung der Auszubildenden im Rahmen der Reflexion pflegerischen Handelns und auf bestimmte „Indizien“ in der gemeinsamen Arbeit angewiesen.

Entsprechende Vorsicht in der Wertung ist somit geboten.

Lernzielorientierte Kriterien stehen in direktem Zusammenhang damit, was im Vorfeld der praktischen Anleitung als Schwerpunkt vereinbart wurde. Sie sind entsprechend einfacher zu handhaben als entwicklungsbezogene Kriterien.

Beispiel:
Ziel einer praktischen Anleitung ist, daß Auszubildende W. selbständig und unter Einhaltung der hygienischen Vorschriften Verbandswechsel und Austausch der Vacuumflasche, sowie die anschließende sachgerechte Entsorgung des Materials vornimmt.

Daraus abzuleitende Kriterien können sein:

- Hygienevorschriften
- Entsorgung
- Selbständiges Arbeiten

Achten Sie darauf, daß immer nur das zum Inhalt der Beurteilung gemacht wird, was im Lernziel enthalten ist!

In diesem Beispiel wäre es nicht zulässig, in der Beurteilung negativ zu bewerten, daß die Patientin nicht ausreichend aufgeklärt worden ist oder etwa die Menge des Wundsekretes nicht gemessen und dokumentiert wurde – beides wurde nicht im Lernziel gefordert (siehe auch Kapitel 7.2.1 „Ziele“, Seite 110).

Erinnern möchte ich an dieser Stelle noch einmal daran, daß im Sinne einer produktiven Gestaltung des Lernprozesses die Beurteilungskriterien auch der Auszubildenden bekannt, am besten sogar mit ihr gemeinsam entwickelt, sein sollen.

Kriterien, die sich an der Qualität der Handlung orientieren, sind Ergänzungen. Sie lassen Aussagen über das WIE der ausgeführten Pflegetätigkeit zu. Dies ist formal natürlich ganz besonders bei der praktischen Prüfung notwendig.

Mit gewissen Einschränkungen lassen sich die durch die Einführung der Pflegeplanung bekannt gewordenen Qualitätskategorien auch zur Beurteilung des Handelns einer Auszubildenden heranziehen. Diese Kategorien beziehen sich auf Pflegequalität, also letztlich genau darauf, was es im Handeln der Auszubildenden zu beurteilen gilt.

Praktiziert sie **optimale**, **angemessene**, **sichere** oder **gefährliche** Pflege (dies sind die vier Kategorien, die der Beurteilung von Pflegequalität im allgemeinen zugrunde gelegt werden)?

Was genau muß nun aber eine Auszubildende tun, damit ihr Handeln beispielsweise in die Spalte „angemessen" eingeordnet wird?

Um das klar entscheiden zu können, müssen diese Kategorien mit Inhalt gefüllt werden. Das heißt, im Vorfeld genauestens zu klären, welche einzelnen Kriterien WO zuzuordnen sind. Geschieht dies nicht, ist ein solches Qualitätsregister völlig nutzlos.

Bei dieser Arbeit sind möglichst klare, unzweideutige Formulierungen gefragt, die in der Umsetzung eine eindeutige Abgrenzung der einzelnen Kategorien ermöglichen.

Beispiel:
Auszubildende Z. soll Frau B. im Bett waschen unter Einbeziehung ihrer Ressourcen und unter Beachtung persönlicher Wünsche und Bedürfnisse.

Beurteilung der Pflegequalität			
Optimal	**angemessen**	**sicher**	**gefährlich**
Ressourcen der Patientin vollständig miteinbezogen	Ressourcen der Patientin größtenteils miteinbezogen	Ressourcen der Patientin werden nur begrenzt miteinbezogen	Ressourcen der Patientin werden mißachtet
Grenzen der Patientin erkannt und berücksichtigt	Grenzen der Patientin meist erkannt und berücksichtigt	Grenzen der Patientin nicht immer erkannt, bzw. berücksichtigt	Grenzen der Patientin nicht erkannt, bzw. berücksichtigt
Tempo der Patientin akzeptiert, keinerlei Drängeln	Tempo der Patientin weitgehend akzeptiert	Tempo der Patientin nicht ausreichend berücksichtigt, drängeln	Tempo der Patientin nicht berücksichtigt, beständige Ungeduld und Drängeln

Optimal	angemessen	sicher	gefährlich
Schutz der Intimsphäre durchgängig gewahrt	Schutz der Intimsphäre weitgehend gewahrt	Schutz der Intimsphäre nur bedingt gewahrt	keinerlei Schutz der Intimsphäre
Sicherheit durchgängig gewährleistet	Sicherheit durchgängig gewährleistet	Sicherheit in wesentlichen Teilen gewährleistet	Sicherheit gefährdet
freundliche, aufmerksame Kommunikationsform	freundliche, meist aufmerksame Kommunikationsform	Kommunikation beschränkt sich auf das für die Pflegeverrichtung Notwendigste	abweisender, barscher Umgangston
stellt sich auf das Mitteilungsbedürfnis der Patientin ein	stellt sich auf das Mitteilungsbedürfnis der Patientin ein	Mitteilungsbedürfnis der Patientin wird gelegentlich beachtet	Mitteilungsbedürfnis der Patientin wird nicht beachtet
fragt nach Wünschen und Bedürfnissen, setzt diese um	fragt nach Wünschen und Bedürfnissen, setzt diese teilweise um	Wünsche und Bedürfnisse werden teilweise erfragt, aber nur dann erfüllt, wenn der Ablauf der Pflegehandlung dadurch nicht beeinflußt wird	Wünsche und Bedürfnisse finden keine Berücksichtigung, Äußerungen werden nicht beachtet
benutzt, soweit vorhanden, eigene Pflegeutensilien der Patientin	benutzt, soweit vorhanden, eigene Pflegeutensilien der Patientin	benutzt teilweise die Pflegeutensilien der Patientin	benutzt ungefragt die Pflegeutensilien der Station
hygienisches Vorgehen absolut einwandfrei	hygienisches Vorgehen einwandfrei	hygienisches Vorgehen weitgehend korrekt	hygienisches Vorgehen grob mangelhaft

In der Regel entspricht nicht jede zu beurteilende Pflegetätigkeit in allen Kriterien einer Kategorie. Es kann durchaus sein, daß beispielsweise das hygienische Vorgehen absolut einwandfei war (optimal), während die Sicherheit der Patientin stark gefährdet war (gefährlich). Letztlich entscheidet in der Gesamtbeurteilung dann die Wichtigkeit, die dem einzelnen Kriterium in der jeweiligen Pflegesituation beigemessen wird.

Sicher erkennen Sie an diesem Beispiel unschwer, daß auch das differenzierteste Raster ausreichend Raum für subjektive Einschätzungen läßt. Der Vorteil allerdings ist der, daß sich in den Zuordungen auf inhaltliche Kriterien bezogen werden muß. Das heißt:

Es gilt klarzustellen, an welchen Punkten welche Leistung warum nicht genügte.

2. Hinzuziehen einer weiteren Person

Vier Augen sehen bekanntlich mehr als zwei, aber nicht nur das – sie sehen auch anderes. Es empfiehlt sich deshalb, besonders in heiklen Beurteilungssituationen einen zweiten Beobachter hinzuzuziehen. Für Prüfungen ist dies aus gutem Grund Vorschrift. Sie stehen dann am Ende vor zwei subjektiven Beurteilungen, die es zusammenzuführen gilt. Natürlich stimmt diese Gleichung nicht:

Subjektiv + Subjektiv = Objektiv

Aber Sie sind entlastet durch die Wahrnehmung der anderen Person. Subjektiv wertende Eindrücke werden durch die (vielleicht) anderen Wahrnehmungen relativiert und abgeschwächt – oder aber im umgekehrten Fall bestärkt.

Wie auch immer: Ihr Urteil ist nicht das allein gültige, sondern Sie verständigen sich auf einen Konsens, der von beiden verantwortet wird.

3. Selbstreflexion

Grundsätzlich sollten Sie vor jeder Beurteilung eine Minute Zeit aufwenden,

- um sich über ihre Einschätzung und Erwartung klar zu werden,
- Ihre Beziehung zu der Auszubildenden, die es zu beurteilen gilt, zu reflektieren
- und sich zu erinnern, was sie an der Auszubildenden mögen, bzw. nicht mögen.

Dies ist wichtig, um die „Hab-ich-es-doch-gleich-gewußt-Brille“ ablegen zu können.

Nur wenn Ihnen Ihre eigenen Gefühle bewußt sind, können Sie damit umgehen, ansonsten lassen Sie der anderen keine wirkliche Chance, einmal anders wahrgenommen zu werden. Sie werden immer nur die Anteile sehen, die Sie sowieso schon kennen.

Sollten Sie einmal zu der Einschätzung kommen, daß Ihnen eine faire Beurteilung nicht möglich ist, seien Sie so ehrlich, eine andere Praxisanleiterin hinzuzuziehen oder besser noch, die Beurteilung ganz abzugeben.

Ein solcher Schritt ist alles andere als eine Bankrotterklärung, sondern ein Ausdruck kompetenten, verantwortungsvollen Handelns!

Mir sind einige Pflegeschulen bekannt, die bei Prüfungen absichtlich Lehrkräfte zuordnen, die die Auszubildenden nicht kennen, damit vergangene Querelen keinen Einfluß haben können.

4. Subjektivität als Realität akzeptieren

Gehen Sie offen mit der Tatsache um, daß es keine objektiven Beurteilungen geben kann. Im Grunde weiß das jeder, wenn vielleicht auch nicht darüber gesprochen wird und der Schein gewahrt bleiben soll. Achten Sie darauf, immer zu betonen, daß Sie Ihren persönlichen Eindruck wiedergeben. Senden Sie ICH-Botschaften statt Wertungen und Urteile.

Einzige Ausnahme:

Das wenige, was sich in der Pflege eindeutig in richtig oder falsch (ja oder nein) einordnen läßt, brauchen Sie natürlich nicht in eine ICH-Botschaft zu „verpacken“.

Diese würden dann ziemlich lächerlich klingen.

Einige Beispiele:

- *„Ich hatte den Eindruck, daß Du den Katheter unsteril gemacht hast.“*
  (hier gibt es nichts zu diskutieren, entweder ist der Katheter unsteril gemacht worden oder nicht)

- *„Heute morgen hatte ich das Gefühl, Du bist zu spät gekommen."*
  (fast schon zynisch wirkend, Zeit ist einer der wenigen Faktoren, die eindeutig festzulegen sind)
- *„Alfred, mir kam es vorhin so vor, als hättest Du auf die Schmerzlaute des Herrn V. während des Drehens im Bett nicht reagiert."*
  (na, was denn nun, hat er reagiert oder hat er nicht? das muß die Praxisanleiterin doch gesehen haben, wenn sie ihre Aufgabe ernstnimmt)

9.2 Beurteilungsgespräch

Ein Beurteilungsgespräch ist so etwas wie ein erweitertes Nachgespräch – erweitert um Einschätzungen, Wertungen und die Zuordnung der Leistungen der einzelnen Auszubildenden.
Meist erfordern die Rahmenbedingungen der Ausbildung eine solche Festlegung.

Beurteilungsgespräche können nach einer Prüfungssituation geführt werden oder auch den Abschluß eines Einsatzes in einem Arbeitsfeld bilden.

Es ist ohne Zweifel die Praxisanleiterin / Lehrerin, die letztendlich über die Wertung entscheidet (und damit notwendigerweise Macht ausübt). Das erschwert die Bedingungen für einen produktiven Dialog, schließt ihn aber bei Beachtung einiger Grundsätze keineswegs aus.

<u>Zur Erinnerung:</u>

Ein Beurteilungsgespräch sollte in der Grundstruktur nicht anders angelegt sein, wie ein Nachgespräch.

Das heißt:

- Beurteilt wird die Leistung, nicht die Person der Auszubildenden.
- Lob und Anerkennung von Leistungen ist ebenso notwendige Information, wie sachliche Kritik.
- Unterscheidung zwischen offensichtlichen Fakten und subjektiven Wahrnehmungen.
- Subjektive Wahrnehmungen als solche betonen und in einer ICH-Botschaft ausdrücken.
- Prüfung der eigenen Stimmungslage vor der Beurteilung zur Reduzierung subjektiver Einflüsse.

- Keine Vergleiche mit anderen Personen.
- Weder Lob noch Kritik werden vor Personen geäußert, die nicht unmittelbar an der Beurteilung mitwirken.

Darüber hinaus finden auch hier grundsätzlich alle Hinweise zur pädagogischen Grundhaltung und zur Gesprächsführung Anwendung (vgl. Kapitel 3 „Aspekte zur pädagogischen Grundhaltung“, Seite 16 und Kapitel 4 „Kommunikation und Gesprächsführung in der pädagogischen Praxis“, Seite 30). Viele Aspekte sind in dieser Situation sogar besonders wichtig zu erinnern.
Es versteht sich von selbst, daß auch die Ergebnisse und Diskussionspunkte des Beurteilungsgespräches schriftlich festgehalten werden.

9.3 Formen schriftlicher Beurteilung

Jede schriftliche Beurteilung kann immer nur eine Ergänzung zum Gespräch sein. Sie dient in der Hauptsache der Dokumentation entsprechender Inhalte und Festlegungen.

In der Pflegeausbildung wird meist am Ende eines Praxiseinsatzes eine schriftliche Beurteilung erstellt. Diese Beurteilungsbögen sind nicht zu verwechseln mit Tätigkeitsnachweisen (siehe Kapitel 10 „Kooperation“, Seite 189). Während Tätigkeitsnachweise lediglich aufzeigen, welche pflegerischen Handlungen in dem jeweiligen Einsatz gelernt wurden, geben Beurteilungsbögen eine qualitative Wertung.

Zu diesem Zwecke gibt es unterschiedlichste Formblätter. Von der sogenannten „freien“ Beurteilung ohne Vorgaben bis hin zu ausgeklügelsten Systemen der Punkte- oder Notenvergabe kann alles gefordert sein.

Viele Praxisanleiterinnen oder Stationsschwestern quälen sich immer wieder mit solchen Beurteilungsbögen. Und dennoch haben sie oft nur geringen Aussagewert.

Dafür gibt es eine ganze Reihe von Gründen:

- mißverständliche Formulierungen
- zahlreiche Abstufungen, aber keine Kriterien der Zuordnung vorgegeben
- manches ist vielleicht nicht gemacht worden, wohin dann mit dem Kreuz?

- niemand möchte der Auszubildenden eine schlechte Kritik geben (wozu auch, kommt ja doch nicht wieder)
- im Zweifelsfall wird das Mittelmaß angekreuzt
- die Beurteilende möchte nicht „aus dem Rahmen fallen", sich vielleicht erklären müssen, angreifbar machen, ...
- manchmal hat die Beurteilende nicht ein einziges Mal mit der Auszubildenden gearbeitet und ist auf Informationen aus zweiter Hand angewiesen, die sich am Ende noch widersprechen
- kaum war die Auszubildende ein wenig eingearbeitet, ist der Einsatz schon zu Ende. Was soll denn da beurteilt werden?
- und so weiter ...

In der Schule setzt sich das Ganze fort. Die Beurteilungsbögen werden nicht ernst genommen, weil nach Meinung der Lehrkraft ...

- doch nur die Hälfte überhaupt ausgefüllt wird
- sie immer gleich aussehen
- manche Stationen generell zu gut / zu schlecht beurteilen
- bei Schwester Sowieso Männer grundsätzlich „viel zu gut wegkommen"
- an der jeweiligen Unterschrift schon zu ahnen ist, was von den Äußerungen zu halten sein wird
- niemand so genau weiß, was mit den Aussagen angefangen werden soll
- und so weiter ...

Es gibt in der Pflegeausbildung keinerlei rechtlichen Zwang, Beurteilungsbögen zu führen. Das Krankenpflegegesetz und die Ausbildungs- und Prüfungsverordnung für die Berufe in der Krankenpflege verlangt lediglich eine Bescheinigung über die Teilnahme an den Ausbildungsveranstaltungen (Anlage 4 zu §1, Abs. 5) als Zulassungsvoraussetzung zur staatlichen Prüfung.

Im Wortlaut muß bescheinigt werden, daß
„(Persönliche Daten) ... regelmäßig und mit Erfolg an dem theoretischen und praktischen Unterricht und der praktischen Ausbildung als Krankenpflegeschüler(in) / als Kinderkrankenpflegeschüler(in) / als Schüler(in) für Krankenpflegehilfe teilgenommen (hat).

Die Ausbildung ist –nicht– über die nach dem Krankenpflegegesetz zulässigen Fehlzeiten hinaus –um ...Tage – unterbrochen worden." (Nichtzutreffendes wird gestrichen.)

Es sind also die beiden Kriterien „regelmäßig und mit Erfolg" zu erfüllen. Außerdem sind die zulässigen Fehlzeiten begrenzt.

Für die praktische Ausbildung heißt das, je nach Ausbildungsgang im Einzelfall nachzuweisen, daß die gesetzlich vorgeschriebene Mindeststundenzahl für das jeweilige Fachgebiet erfüllt wurde.

Dies ist anhand der Einsatzplanung (korrekte Buchführung vorausgesetzt) einfach nachzurechnen.

Problematischer wird es bei dem Qualitätsindikator „mit Erfolg". Viele Schulen glauben, daß sich Erfolg nur über schriftliche Beurteilungen, Klausuren und Noten nachweisen läßt.

Gefordert ist dies allerdings keineswegs.

Um die Teilnahme an der praktischen Ausbildung guten Gewissens „mit Erfolg" bescheinigen zu können, genügt völlig die Dokumentation des Verlaufes und entsprechender Nachgespräche in der bereits beschriebenen Form und als Ergänzung ein Tätikeitsnachweis.

Das Gesetz verlangt keine Beurteilungsbögen einzelner Einsätze.

Für die Altenpflegeausbildung läßt sich keine allgemein gültige Aussage treffen, da es in diesem Ausbildungsgang noch nicht zu einer bundeseinheitlichen gesetzlichen Regelung gekommen ist.

Gültigkeit hat hier die Rahmenvereinbarung über die Ausbildung und Prüfung von Altenpflegern und Altenpflegerinnen von 1985 in Ergänzung der jeweiligen Bestimmungen einzelner Bundesländer.

So weit zu dem, was Sie laut Gesetz tun müssen, bzw. nicht müssen.

Wenn Sie nun aber in Ihrem Hause entschieden haben, mit Beurteilungsbögen zu arbeiten, sind diese unbedingt ernst zu nehmen, denn sie können bei arbeitsrechtlichen Auseinandersetzungen als Hilfsmittel hinzugezogen werden.

Abgesehen davon ist es natürlich völlig überflüssige Arbeit, wenn die Bögen entwickelt, ausgefüllt und abgeheftet werden, damit anschließend keiner mehr davon spricht. Es ist dann viel interessanter zu überlegen, wie ein solches Instrument sinnvoll eingesetzt werden kann. Sollten Sie darauf keine befriedigende Antwort finden, können Sie das Führen der

Bögen beruhigt seinlassen – vorausgesetzt Sie praktizieren andere Formen der Dokumentation.

Wenn Sie zu der Entscheidung gekommen sein sollten, daß Beurteilungsbögen als Abschluß eines praktischen Einsatzes eingeführt oder beibehalten werden sollen, kommen Sie nicht umhin, diese Frage zu klären:
Wie muß ein Beurteilungsbogen aussehen, der eindeutige Aussagen gibt und einen sinnvollen Beitrag zur Gestaltung der Ausbildung leistet?

Um dieser Aufgabe gerecht zu werden, müssen mindestens 5 Kriterien erfüllt sein:

1. Orientierung an klaren Lernzielen
2. Aussagen über pflegerisches Handeln geben
3. eindeutige Merkmale vorgeben
4. verständliche, knappe Formulierungen
5. übersichtlich sein

Um es gleich vorweg zu nehmen: Kaum einer der ungezählten Beurteilungsbögen, die mir bisher begegnet sind, erfüllte alle diese Kriterien.

Im Gegenteil waren viele dieser Bögen bereits in ihrer Anlage für eine halbwegs qualifizierte Beurteilung erschreckend ungeeignet. Es besteht also auch in diesem Bereich dringender Handlungsbedarf.

1. Orientierung an klaren Lernzielen:

Lernziele in Beurteilungsbögen können ***einsatzspezifisch*** sein, d. h. sich an dem jeweiligen Ausbildungsangebot orientieren.
Sie sollen für alle Auszubildenden, die diesen Einsatz absolvieren, gleichermaßen angestrebt werden.

Die andere Möglichkeit besteht darin, am Beginn des jeweiligen Einsatzes ***entwicklungsbezogene*** Lernziele für einzelne Auszubildende festzulegen. Diese richten sich nach dem Lernstand, speziellen Problemen und Interessen der Auszubildenden.

Ohne die Formulierung eines Zieles macht es keinen Sinn, irgendwelche Kriterien der Überprüfung zu entwickeln. Bestenfalls lassen sich im Anschluß bestimmte Tätigkeiten auflisten, die die Auszubildende übernommen hat. Aber ob sie sich damit einem Ziel genähert hat, ist nicht festzustellen.

Beurteilungsbögen, die im Rahmen eines Einführungsgespräches festgelegte Lernziele definiert wissen wollen, sind leider trotzdem die seltene Ausnahme. Mit diesem entscheidenden ersten Schritt allerdings wird über die Aussagekraft der Beurteilung insgesamt entschieden.

In der technischen Sprache des Regelkreismodelles würde das dann so ausgedrückt sein:

Ohne die klare Definition des SOLL - Zustandes (Ziel) läßt sich in der Evaluation der IST - Zustand (aktueller Ausbildungsstand, Entfernung vom Ziel) nicht ermitteln. Entsprechend unmöglich ist es dann, gezielte Maßnahmen zu entwickeln.

Ganz klar: Wenn an dem Thermostat der Heizung keine Zielvorgabe (Bsp.: Zimmertemperatur auf 21°Celsius halten) eingestellt wurde, läßt sich auch nichts regulieren. Deshalb denken Sie daran, immer eine Zielvorgabe, an der sich die Beurteilung orientiert, vorzunehmen. Als Hilfe zur Zielformulierung sei an Kapitel 7.2.1 („Ziele", Seite 110) erinnert.

2. Aussagen über pflegerisches Handeln geben

Eine der Möglichkeiten, Subjektivität in der Beurteilung zu reduzieren, ist die Orientierung an konkreten Handlungen, statt an der Person (vgl. Kapitel 9.1 „Objektivität - ein realistisches Ziel?", Seite 167). Oft enthalten aber Beurteilungsbögen geradezu die Aufforderung, subjektive Wahrnehmungen zu dokumentieren. Die folgenden Vorgaben sind Zitate aus derzeit im Einsatz befindlichen Beurteilungsbögen, zu denen es sich zu äußern gilt:

- Arbeitsinteresse
- Organisationstalent
- Auffassungsgabe
- Belastbarkeit
- arbeitet dagegen
- ordentliches Erscheinungsbild
- gepflegtes Äußeres
- Lernbereitschaft und Fähigkeit zur Eigeninitiative
- verantwortungsfreudig
- zeigte Verständnis
- Konzentrationsfähigkeit
- Faßt stets langsam und umständlich auf
- vertrauenswürdig
- Fähigkeit, sich bewußt zu sein

- eifriger, williger Schüler
- verzagt bei großer Beanspruchung
- Wissen um fachrichtige Ausführung

Diese Liste ließ sich noch endlos fortsetzen. All diesen Ausdrucksformen sind zwei Dinge gemeinsam:

1. Sie beziehen sich auf Zustände, Merkmale oder Fähigkeiten der Auszubildenden, die die subjektive Einschätzung der Beurteilenden erfordern.
2. Sie alle drücken weder Handlung noch Tätigkeit aus.

Damit fordern sie entweder heraus, etwas zu beurteilen, was in der Auszubildenden vorzugehen scheint oder sie beziehen sich auf Einschätzungen und subjektive Wertungen der Beurteilenden (Bsp.: ordentliches Erscheinungsbild). Über beides läßt sich natürlich streiten.

Vielleicht erinnern Sie sich an dieser Stelle an die ausführlichen Erläuterungen in Kapitel 7.2.1 („Ziele“, Seite 110) zur Formulierung überprüfbarer Merkmale:

Beschreiben Sie konkrete Handlungen und Tätigkeiten, die überprüfbar sind, indem sie sich sehen, hören oder fühlen lassen.

Aber es finden sich auch einige, in dieser Hinsicht gelungene Formulierungen (ebenfalls ausnahmslos Zitate aus Beurteilungsbögen):

- reagiert auf Kommunikationswünsche des Patienten
- erkennt und korrigiert Fehleinschätzungen in der Planung
- Umgang mit dem Kind: alters- und situationsentsprechende Beschäftigung
- Dienstkleidung entsprechend der Hygiene- und Sicherheitsbestimmungen
- fachrichtige und vollständige mündliche Berichterstattung
- vorschriftsmäßige Entsorgung des Materials
- korrekte Handhabung technischer Geräte
- informiert Patienten angepaßt und rechtzeitig über Pflegeverrichtungen
- lagert den Patienten wirksam, bequem und mit den richtigen Hilfsmitteln
- stellt Fragen bei Unklarheiten

3. eindeutige Merkmale vorgeben

Zuerst wird ein Merkmal oder Kriterium wertneutral angeführt. In einem zweiten Schritt erst erfolgt eine qualitative Beurteilung mittels angemessener Indikatoren. Das Merkmal oder Kriterium gibt an, WORAUF geachtet wird, der Qualitätsindikator zeigt an, WIE die Leistung der Auszubildenden zu beurteilen ist.

Eine Vermischung dieser beiden Ebenen führt zu Verwirrungen.

Kriterien können sein:

- Arbeitsorganisation
- Umgang mit Patienten
- Kooperation
- Planung der Pflege
- Betten und Lagern
- Prophylaktische Maßnahmen
- Unfall- und Infektionsverhütende Arbeitsweise
- Berichterstattung / Dokumentation
- usw.

Alle diese Kriterien können im Bedarfsfalle detaillierter ausgeführt werden.

Sie allein geben noch keinerlei Anhaltspunkte für die Qualität der Arbeit der Auszubildenden. Hierzu bedarf es aussagekräftiger Qualitätsindikatoren wie etwa:

- den Vorschriften entsprechend
- vollständig
- fachrichtig
- der Situation angemessen
- auf die Bedürfnisse des Patienten bezogen
- korrekt
- selbständig
- usw.

Mittels dieser Indikatoren läßt sich dann eine Zuordnung vornehmen. Dies kann z.B. durch eine Skala erfolgen, die am jeweiligen Ende das Extrem anführt:

selbständig	————————	nicht ohne Hilfe
fachrichtig	————————	fehlerhaft
einwandfrei	————————	mangelhaft

Unterteilungen lassen sich mittels Ziffern oder einer anderen Form der Abstufung vorgeben. Beachten Sie aber, daß einige zu beurteilende Handlungen nicht abstufbar sind. Zum Beispiel:

Umgang mit sterilem Material:

fachrichtig ———————————— fehlerhaft

Eine Abstufung wie diese ist völlig unangebracht, denn es gibt nur die Entscheidung entweder / oder. Steriles Material, mit dem „ein klein wenig fehlerhaft" umgegangen wird, ist nicht mehr steril!

Ein sehr produktives Verfahren findet sich gelegentlich in Beurteilungsbögen:
Nach jedem angeführtem Kriterium ist ein wenig Platz gelassen für Bemerkungen. Hier kann dann beispielsweise angeführt werden, was genau das Defizit oder das Problem der Auszubildenden ausmacht. Diese Information ist wichtig für die weitere Vorgehensweise in der praktischen Ausbildung.

Bei einer Abstufung in Ziffern ist unbedingt anzugeben, ob diese Ziffern mit Noten gleichzusetzen sind oder wie mit ihnen ansonsten verfahren wird.
Übrigens machen Skalen mit 10 oder noch mehr Abstufungen eine Beurteilung auch nicht eindeutiger oder gar objektiver. Diesem Irrtum scheinen einige zu unterliegen, die Beurteilungsbögen entwickelt haben.

4. verständliche, knappe Formulierungen

Sparsame und prägnante Wortwahl ist angesagt. Schachtelsätze, die mitunter versuchen, eigene Unklarheiten zu verdecken, sind wenig hilfreich. Am besten ist es, den gängigen Beurteilungsbogen oder den vorliegenden Entwurf irgend jemandem zu geben, der nichts mit Ausbildung oder Pflege zu tun hat. Sie werden dann sehr schnell merken, wo Unklarheiten bestehen und Mißverständnisse vorprogrammiert sind.

5. übersichtlich sein

Seitenlange Ausführungen über die Handhabung des Bogens sind zermürbend. In jedem Fall ist es besser, den Bogen so zu gestalten, daß sich diese Erläuterungen erübrigen oder zumindest sehr knapp halten lassen.
Grundsätzlich zu beachten bei der Gestaltung sind folgende Punkte:

- Deckblatt mit sämtlichen Rahmendaten
- klare Abgrenzung der einzelnen Kriterien
- Qualitätsindikatoren an die rechte Seite untereinander ordnen
- einheitliches Schriftbild und Hervorhebungen
- ausreichend Platz für Bemerkungen
- nicht zu umfangreich

Die heute gängigen einfachsten Textverarbeitungssysteme eröffnen eine solche Vielfalt an Gestaltungsmöglichkeiten, daß es kein Problem sein dürfte, etwas Passendes zu entwickeln.

Sonstiges:

Generell ist es erforderlich, Beurteilungsinstrumente aller Art mit den Beteiligten zu diskutieren. Orte dieses Austausches sind Praxisanleiterberatungen, Koordinationstreffen mit der Schule oder Stationsleitungssitzungen. Hier können gemeinsame Verständigungsgrundlagen geschaffen und eventuelle Unklarheiten behoben werden.

Am Beginn der Ausbildung sollte eine Information der Auszubildenden über den Sinn der Beurteilungsbögen und das entsprechende Verfahren nicht ausbleiben.

Es versteht sich von selbst, daß ein Beurteilungsbogen Angaben zu Einsatzdauer, Fehlzeiten, sowie die Unterschriften der für die praktische Ausbildung in diesem Einsatz Verantwortliche (Beurteilende) und der Auszubildenden enthalten muß.

Raum für Bemerkungen der Auszubildenden zu lassen ist sehr hilfreich, insbesondere für die Betrachtung der Ausbildungssituation im Arbeitsfeld. Leitfragen wie diese können unterstützend sein:

- Wie hast Du Dich von uns betreut gefühlt?
- Was hat Dir geholfen?
- Wo hättest Du Dir mehr Unterstützung gewünscht?
- Was hat Dir hier bei uns besonders gut gefallen?
- Was hat Dir nicht gefallen?
- Verbesserungsvorschläge:

Diese Angaben beruhen allerdings auf der Freiwilligkeit der Auszubildenden. Sie sind damit letztendlich auch Ausdruck des vorhandenen Vertrauensverhältnisses.

9.4 Benotung

Der Ausdruck eines erreichten Qualitätsniveaus mittels Noten hat einen entscheidenden Vorteil:

Er ermöglicht vielseitige Rechenoperationen. So können Durchschnittsnoten ermittelt werden, Vergleiche einer Auszubildenden mit anderen durchgeführt werden, unterschiedliche Wertigkeiten durch die Multiplikation mit verschiedenen Faktoren festgelegt werden und vieles andere mehr. Auch sind Noten durch unser gängiges Schulsystem allseits bekannt und weitgehend akzeptiert.

Die Festlegung auf eine Note allein ist allerdings niemals ausreichend! Sie kann lediglich die qualifizierte Rückmeldung in Form eines Gespräches ergänzen, wenn die Rahmenbedingungen dieses erfordern.

Wann erfordern die Rahmenbedingungen eine Benotung?

Bei der Ausbildung in den Berufen der Kranken- und Kinderkrankenpflege gibt es nur einmal die Verpflichtung zur Notenvergabe, nämlich bei der staatlichen Prüfung.

Alle drei Prüfungsteile (schriftlich, mündlich und praktisch) sind zu benoten, so schreibt es die Ausbildungs- und Prüfungsverordnung für die Berufe in der Krankenpflege (KrPflAPrV) in § 6 vor.
Im Zeugnis werden diese drei Noten aufgelistet.

Die staatliche Prüfung der einjährigen Ausbildung in der Krankenpflegehilfe beschränkt sich auf einen mündlichen und einen praktischen Teil, die es zu benoten gilt.

Für die Altenpflegeausbildung ist bisher keine bundeseinheitliche gesetzliche Grundlage geschaffen worden, so daß auch an dieser Stelle auf die Rahmenvereinbarung über die Ausbildung und Prüfung von Altenpflegern und Altenpflegerinnen von 1985, sowie die jeweils gültigen Bestimmungen der einzelnen Länder verwiesen werden muß.
Die genannte Rahmenvereinbarung schreibt vor, daß in dem Abschlußzeugnis die Leistungen der einzelnen Fächer durch Noten auszuweisen sind. Über das Verfahren zur Ermittlung werden keine Angaben gemacht. Einzelne Länderbestimmungen füllen diesen Rahmen zum Teil mit entsprechenden Vorgaben.

Die Festlegung auf Noten, so zweifelhaft ihr Effekt auch sein mag, ist also nicht ganz zu vermeiden.

Keineswegs aber ist es notwendig, im Verlauf der Ausbildung Einzelleistungen in Ziffern zu pressen. Sie tun besser daran, Wert auf kontinuierliche, qualifizierte und konstruktive Rückmeldungen zu legen.

Wenn Sie allerdings Noten geben müssen, versuchen Sie auch hier klare (tätigkeitsbezogene!) Mindestanforderungen festzulegen.

Nur so können Sie sich von der „2 nach Gefühl und der 3, weil es so lala war" entfernen.

Zwar sind die einzelnen Noten in § 6 der Ausbildungs- und Prüfungsverordnung für die Berufe der Krankenpflege definiert, aber das ist keineswegs ausreichend, um pflegerisches Handeln einzuordnen. Es fehlen die tätigkeitsbezogenen Kriterien. Diese müssen Sie sich selbst schaffen.

<u>Beispiel:</u>
Es wird wie folgt benotet:

„...
„gut"(2), wenn die Leistung den Anforderungen voll entspricht,
„befriedigend"(3), wenn die Leistungen im allgemeinen den Anforderungen entspricht,
... "
(Auszug aus § 6 der KrPflAPrV)

Wenn Sie nun zwischen diesen beiden Noten entscheiden sollen, muß festgelegt sein, was konkret die Auszubildende wie gut und unter welchen Bedingungen tun muß, um den Anforderungen voll zu entsprechen, bzw. im allgemeinen zu entsprechen. Damit sind wir wieder bei der Festlegung von Lernzielen und der Evaluation angelangt – und drehen uns im (Regel-)Kreis. Vielleicht finden Sie einige Anregungen für diese nicht ganz leichte Aufgabe in Kapitel 7.2.1 („Ziele" Stichwort Zielformulierung, Seite 116).

9.5 Staatliche Prüfung – Praktischer Teil

Normative Vorgaben

Das KrPflAPrV schreibt in §14 zur Durchführung der praktischen Prüfung in der ***Krankenpflege- und Kinderkrankenpflegeausbildung*** folgendes vor:

- höchstens 4 Patienten
- im Stationsablauf (einzige Ausnahme: zwingende Gründe im Einzelfall)
- Bestandteile der Prüfung:
  - Pflegeplanung
  - Durchführung
  - Übergabe
  - Administration
- soll in der Regel in 6 Stunden abgeschlossen sein
- kann auf zwei Tage verteilt werden

Die Prüfung wird von zwei Fachprüfern, davon mindestens einer Unterrichtskraft, abgenommen und benotet. Es ist eine Niederschrift anzufertigen, die nach §5 Gegenstand, Ablauf, Ergebnisse und ggf. Unregelmäßigkeiten enthält.

Für die Ausbildung in der ***Krankenpflegehilfe*** gilt nach §19 die Vorgabe, daß sich die Prüfung inhaltlich auf die grundpflegerische Versorgung eines Patienten im Stationsablauf erstreckt.
Diese Prüfung soll in der Regel in 2 Stunden abgeschlossen sein. Weiteres gilt entsprechend den Ausführungen zur Kranken- und Kinderkrankenpflegeprüfung.

Die Rahmenvereinbarung zur ***Altenpflegeausbildung*** schreibt ebenfalls die Dreiteilung der Gesamtprüfung in einen schriftlichen, mündlichen und praktischen Teil vor. Konkretere Angaben zur Gestaltung der praktischen Prüfung enthält sie allerdings nicht.
Es gibt auf Bundesebene keine Regelung darüber, wo der praktische Prüfungsteil stattzufinden hat. Sofern die jeweils gültigen länderspezifischen Regelungen nicht über diese Vorgaben hinausgehen, bleibt es den einzelnen Altenpflegeschulen selbst überlassen, ob sie die Prüfung unter realen Bedingungen in der Wohngruppe durchführen oder in den Unterrichtsräumen der Schule simulieren. Auch die Entscheidung darüber, welche inhaltlichen Bestandteile die praktische Prüfung haben soll,

z. B. ob die Pflegeplanung dazu gehört, obliegt dann den einzelnen Schulen.

Gestaltungsmöglichkeiten

Wie auch immer Gestaltung, Ablauf und Kriterien der Prüfung sein werden, informieren Sie die Auszubildenden im einzelnen über folgendes:

- Was ist Gegenstand der Prüfung?
  - Ziel
  - Kriterien, qualitative Anforderungen
  - Bestandteile der Prüfung
- Wie sind die Rahmenbedingen?
  - Dauer der Prüfung
  - Zeitpunkt, Pause?
  - Anwesende
  - Protokollführung
- Wer beurteilt und entscheidet?
- Wird es ein Nachgespräch geben?
  - wann
  - Mitteilung des Ergebnisses

Es reduziert die Prüfungsangst, wenn diese Punkte geklärt und besprochen wurden. Auch eine simulierte Prüfungssituation als Übung in der Vorbereitungszeit kann sehr hilfreich sein.

Sprechen Sie unbedingt auch über die Rollenverteilung während der Prüfung.

Obwohl dies auf den ersten Blick klar zu sein scheint, kann es in der aktuellen Situation Verwirrungen geben.

Vielleicht ist es die Auszubildende nicht gewohnt, wenn alle schweigen – oder umgekehrt?

Was ist, wenn Hilfe gebraucht wird?

Darf dann die Praxisanleiterin darum gebeten werden oder macht das einen schlechten Eindruck?

Sie alle wissen, wie dominant Angst in Prüfungen sein kann. Ein gewisser Realitätsverlust ist nicht selten. Menschen verhalten sich plötzlich völlig anders als sonst.

Deshalb vermitteln Sie im Vorfeld Sicherheiten, wo immer Sie können.

Grundsätzlich ist es empfehlenswert die 6 stündige Prüfung in der Kranken- und Kinderkrankenpflege auf zwei Tage zu verteilen.
Inhaltlich sinnvoll ist es, den Pflegeplanungsteil am ersten Prüfungstag ausführlich zu besprechen.

Am zweiten Prüfungstag wird dann noch einmal kurz Bezug genommen zu möglicherweise notwendigen aktuellen Veränderungen.

Im daran anschließenden Durchführungsteil haben Sie als Prüferinnen die Chance, mit vier Augen zu sehen (zwei Fachprüfer). Nutzen Sie dies zur Reduzierung subjektiver Eindrücke und zu ihrer Entlastung.

Schaffen Sie sich ein geeignetes Dokumentationsinstrument, das klare Kriterien und Qualitätskategorien vorgibt – ohne viel Lese- und Schreibarbeit während der Prüfung. Anregungen finden Sie in Kapitel 9.3 („Formen schriftlicher Beurteilung“, Seite 175).

Diskutieren Sie untereinander im Vorfeld dieses Instrument und damit möglicherweise verbundene Unklarheiten; schaffen Sie einen Konsens der Verständigung.

Entsprechender Zeitaufwand in der Vorbereitung zahlt sich dauerhaft aus!

Es kann sich anbieten, die Aufgaben bereits bezogen auf die Wahrnehmung aufzuteilen.

Zum Beispiel kann die Praxisanleiterin als Expertin für die Pflege in diesem speziellen Fachgebiet vermehrt auf die sachgerechte Durchführung der Pflegetechniken achten, während sich die Unterrichtskraft der Schule auf Interaktion, Arbeitsablauf und anderes konzentriert.
Sie schaffen sich dadurch ein wenig Entlastung.

Selbstverständlich meine ich, daß die beiden im KrPflAPrV vorgeschriebenen Fachprüfer/innen die Unterrichtskraft und die Praxisanleiterin des entsprechenden Fachgebietes sein sollen.

Beide sollen gleichberechtigt an der Beurteilung und Notenfindung mitwirken.

10. Kooperation

Der Aufgabenbereich einer Praxisanleiterin ist nicht unabhängig von dem Umfeld Krankenhaus oder Wohnheim zu betrachten. Im Gegenteil ist gerade die praktische Ausbildung eine Nahtstelle zwischen beinahe allen Arbeitsbereichen der Einrichtung.

Dies ist einerseits eine Chance, die es zu nutzen gilt; zum anderen aber auch leider allzuoft der Austragungsort für Interessenkonflikte.

Der erste Schritt einer fruchtbaren Kooperation ist eine möglichst klare ***Definition*** des eigenen Aufgabengebietes.
Machen Sie als Praxisanleiterin zuerst sich selbst und dann den anderen ihre konkreten Aufgaben und Verantwortlichkeiten deutlich. Eine formale Stellenbeschreibung kann hierbei hilfreich sein, ist aber allein keinesfalls ausreichend.

Je klarer Sie für sich selbst sehen, desto sicherer wird Ihr Auftreten nach außen sein und davon begleitet die Akzeptanz Ihrer Funktion gefestigt werden. Sorgen Sie deshalb dafür, daß innerhalb der Einrichtung, in der Sie arbeiten, entsprechende Informationen fließen und die Bedeutung Ihrer Aufgabe anerkannt wird. Unterstützung dabei erhalten Sie sicher von Ihren Praxisanleiterkolleginnen, der Schule und vielleicht auch durch die Pflegedienstleitung.

Ein zweiter Schritt ist die ***Abgrenzung*** Ihres Aufgabengebietes von dem der anderen. Dies ist sehr wichtig, denn Sie sind keineswegs für alles, was irgendwo schief gelaufen ist verantwortlich zu machen. Wahrscheinlich haben Sie alle schon erlebt, daß die „Schuldige“ ganz schnell in der Schwächsten gefunden wird. Schwach ist jemand insbesondere dann, wenn seine Aufgaben diffus und schlecht abgrenzbar sind.

Wenn Sie aus dem Stationsteam herausgenommen und mit der Aufgabe der Praxisanleitung betraut wurden, kann diese Abgrenzung für Sie und auch ihre Kolleginnen zum besonderen Problem werden.
Um ein Beispiel zu nennen: Die Dienstplangestaltung ist nicht (mehr) ihre Aufgabe. Wenn durch Fehlplanungen Engpässe entstehen, kann nicht von Ihnen erwartet werden, diese auf Kosten Ihrer eigentlichen Aufgaben zu kompensieren.

Diese Haltung bedeutet dann mitunter, Konflikte auszuhalten und zu der Wichtigkeit der eigenen Belange zu stehen.

10.1 Mit der Pflegeschule

Auch in der Zusammenarbeit mit der Pflegeschule sind klare Abgrenzungen notwendig. Zwangsläufig kommt es in diesem Bereich zu Überschneidungen. Grundsätzliche Klärungen sind wichtig, um Konflikte zu vermeiden. Ihre gegenseitigen Erwartungen sollten offen angesprochen werden.

Besprechen Sie insbesondere folgende Fragen, denn gerade an diesen Punkten treten erfahrungsgemäß häufig Probleme auf:

- Macht die Unterrichtskraft der Schule selbst auch praktische Anleitungen in ihrem Einsatzbereich? (Wann, unter welchen Bedingungen, warum, ...?)
- Werden Sie als Praxisanleiterin bereit sein, punktuell an der Unterrichtsgestaltung in der Schule mitzuwirken? (z. B.: Vorstellung ihres Fachgebietes vor dem Einsatz der Auszubildenden, Üben spezieller Pflegetechniken im Demonstrationsraum der Schule, ...) Bedingungen und Umfang wären ggf. zu klären.
- Wie werden Zuständigkeiten und Kompetenzen für Beurteilungen und Prüfungen verteilt?

Aus der Kooperation von Praxisanleiterinnen und Pflegeschule erwächst die Möglichkeit, den in Kapitel 7.1.5 (Seite 100) vorgestellten Bogen Ausbildungsangebot effektiv zu nutzen, beispielsweise zur Erstellung von Tätigkeitsheften oder gezielten Praxisaufgaben.

Die jeweiligen Beiträge könnten etwa so aussehen:

Die Lehrerinnen der Pflegeschule benennen Tätigkeiten und Lernziele, die dem jeweiligen Ausbildungsstand entsprechen, während die Praxisanleiterinnen konkrete Ausführungsmöglichkeiten vorschlagen. Gemeinsam wird dann ein Tätigkeitskatalog, eine Praxisaufgabe oder anderes entwickelt.

Der Vorteil eines solchen Vorgehens liegt darin, daß das Ergebnis sowohl den Interessen der Schule als auch den realen Möglichkeiten in der praktischen Ausbildung entsprechen wird. Niemand bekommt eine Aufgabe zugeteilt, hinter der er inhaltlich nicht stehen kann oder deren Ausführung nicht möglich sein wird.

Es ist ein gemeinsamer Konsens geschaffen, der von allen Beteiligten getragen wird und damit beste Voraussetzungen zur Durchführung bietet.

Weitere mögliche Themen zur Beratung oder Produkte der Kooperation zwischen Schule und Praxisanleitung können sein:

- Beratung über die Einsatzplanung der Auszubildenden
- Information über den Lehrplan
- evtl. Planung gemeinsamer Unterrichtseinheiten (z. B. Begrüßung und Einführung eines neuen Lehrganges, Vorstellung eines Fachgebietes, Übung spezieller Pflegetechniken)
- Austausch aktueller Informationen zur Pflege
- Didaktische Absprachen
- Projektplanung
- Beratung über spezielle Probleme und Förderungsmöglichkeiten einzelner Auszubildender (Fallbesprechung)
- Krisenintervention
- Konzepte zur Prüfungsvorbereitung
- Entwicklung von Beurteilungsinstrumenten
- Planung gemeinsamer innerbetrieblicher Fortbildungen
- und vieles andere

Die Fülle der zu koordinierenden Aufgaben erfordert die ***Einrichtung einer ständigen Arbeitsgruppe***, die sich in regelmäßigen Abständen trifft und berät. Wenn die Berufsgruppe der Praxisanleiterinnen in einem Haus noch sehr jung ist, sind diese Treffen ganz besonders wichtig, da es gilt, klare Strukturen zu entwickeln – also Aufbauarbeit zu leisten.

10.2 Mit Pflegeteam und Pflegedienstleitung

Die Kooperation mit dem Pflegeteam ist ein besonders sensibles Feld. Wie eingangs bereits erwähnt, ist hier die Abgrenzung manchmal ausgesprochen schwierig. Es ist verständlich, daß niemand gerne seine Kolleginnen in einer Notlage hängen lassen möchte, aber andererseits stellt sich auch die Frage, ob die in einigen Bereichen alltäglichen Notlagen immer zu Lasten der praktischen Ausbildung gehen dürfen?

Ist es nicht vielmehr an der Zeit, konsequent Raum für die Ausbildung einzufordern, trotz oder sogar gerade wegen der Pflegemisere?

Wird nicht gerade auch durch die qualitative Verbesserung der Ausbildung die Attraktivität der Pflegeberufe gesteigert und der Boden für längst überfällige Erneuerungen im pflegerischen Denken und Handeln gelegt?

Schaufeln wir uns nicht vielleicht selbst ein Grab, wenn wir die Ausbildung vernachlässigen, um wieder einmal Engpässe zu kompensieren, die an anderer Stelle zu verantworten sind?

Die Klärung solcher unbequemer Fragen ist notwendig, um für sich selbst eine entsprechend gefestigte Grundhaltung entwickeln zu können, die es dann zu vertreten gilt.

Machen Sie sich selbst und anderen immer wieder klar, daß Auszubildende in erster Linie zum Lernen in der Praxis sind. Darüber hinaus wird bei der praktischen Anleitung natürlich durchaus Arbeit geleistet, die das Stationsteam entlastet.

Wenn behauptet wird, die Auszubildende sei nicht entbehrlich für die Anleitung, wirft das lediglich ein Licht auf das grundlegend falsche Verständnis ihrer Funktion.

Laut Bundespflegesatzverordnung darf eine Auszubildende in der Kranken- und Kinderkrankenpflegeausbildung (nur) zu 1:7 auf den Stellenplan angerechnet werden. Das heißt, sieben Auszubildende würden eine ausgebildete Pflegekraft ersetzen.

In der Altenpflege haben die Auszubildenden generell Schülerstatus und sind somit immer zusätzlich im Pflegeteam. Sie werden nicht auf den Stellenplan angerechnet.

Somit dürfte eindeutig klar sein, daß es ein organisatorisches, bzw. strukturelles Problem ist, wenn Auszubildende dermaßen unabkömmlich zu sein scheinen. Sie jedenfalls handeln korrekt, wenn Sie das Recht auf Ausbildung umsetzen.

Taktisch unklug ist es allerdings, diese Tatsachen im Konfliktfall auf den Tisch zu legen. Mitunter sind Absprachen und Kompromisse möglich, ohne daß die Ausbildung leidet. Dies läßt sich aber nur am konkreten Fall entscheiden.

Leider erlebe ich allzuoft, daß Praxisanleiterinnen ihre eigentlichen Aufgaben völlig aufgegeben haben, weil das Stationsteam so viel zu tun hat und deshalb die Mitarbeit der Praxisanleiterin und der Auszubildenden bei den Routinearbeiten erforderlich ist.

Achten Sie deshalb darauf, nur soweit zu gehen, wie Sie es in ihrer Funktion als Praxisanleiterin wirklich vertreten können. Machen Sie keinesfalls Ausnahmen zur Regel, denn sonst geben Sie Ihren eigentlichen Auftrag auf.

Vielleicht ist es an der Zeit, von Ihrer Seite die Pflegedienstleitung zur Verantwortung zu ziehen, indem Sie die Folgen der Mißstände auf die praktische Ausbildung offenlegen.
Aber achten Sie darauf, trotz aller Solidarität, die Sie vielleicht mit dem Stationsteam empfinden, nur über das zu sprechen, was unmittelbar mit Ihrem Auftrag als Praxisanleiterin zusammenhängt. Abgrenzung ist auch hier erforderlich. Sie sind nicht der Fürsprecher für die Belange anderer.

10.3 Praxisanleiterinnen miteinander

Zur Stärkung der eigenen Position ist die ständige Kooperation der Praxisanleiterinnen miteinander unerläßlich.

Schaffen Sie hier einen Arbeitskreis, der ***regelmäßig*** über wichtige Fragen berät und entscheidet und damit Entlastung für einzelne bieten kann.

Es ist wichtig, daß diese neue Berufsgruppe sich ihr eigenes Profil entwickelt und sich nicht über die Ansprüche und Bedürfnissen anderer Gruppen in Krankenhaus oder Wohnheim definieren läßt.

Es gilt, gemeinsam einen allseits anerkannten Stellenwert in der Einrichtung zu erreichen. Das ist nur über die Bildung eines Gremiums zur Interessenvertretung möglich.

Eine einzelne, noch so engagierte Praxisanleiterin kann diese Aufgabe unmöglich erfüllen!

Neben dieser Funktion hat ein Arbeitskreis Praxisanleitung natürlich eine ganze Reihe von Aufgaben zu erfüllen, die sich unmittelbar auf die konkrete Gestaltung der praktischen Anleitung beziehen.

Zum Beispiel:

- Austausch von Erfahrungen mit didaktischen Modellen
- Entwicklung von Hilfsmitteln zur Dokumentation
- gegenseitige Beratung
- Austausch von Fachinformationen zur Pflege
- Sammlung neuer Ideen zur Gestaltung von Anleitungen
- und vieles andere

Ganz wichtig ist es auch, in einem solchen Kreis Möglichkeiten zur Entlastung einzelner zu schaffen. So kann beispielsweise im Rahmen einer Fallbesprechung über einen bestehenden Konflikt zwischen Praxisanleiterin und Auszubildender gesprochen werden, über besondere Probleme bei der Beurteilung, Konflikte mit dem Stationsteam oder der Schule, Überforderung mit bestimmten Aufgaben und so weiter.

Um es noch einmal zusammenzufassen:

Definition des eigenen Aufgabenfeldes und Abgrenzung gegenüber anderen ist notwendige Bedingung für eine fruchtbare Kooperation mit Kolleginnen, Schule, Pflegeteam, Pflegedienstleitung und anderen Berufsgruppen.

Beides kann nur durch die Einrichtung und den regelmäßigen Austausch der Praxisanleiterinnen in einem Arbeitskreis entwickelt und stabilisiert werden.

11. Nicht zuletzt ...

... ist es mir noch einmal wichtig geworden, Sie an die Sorge um sich selbst zu erinnern. So (unerwartet) umfassend und vielleicht auch anstrengend dieses Buch letztendlich geworden ist, wünsche ich mir doch sehr, daß es auch eine entlastende Wirkung hat.

Sorge und Schutz für die eigene Person als Bestandteil des „Überlebenstrainings" in der pädagogischen Arbeit zu bezeichnen (wie in Kapitel 7.4.2 „Drei Elemente der Auswertung" Stichwort Selbstreflexion, Seite 157 geschehen) scheint mir keineswegs übertrieben.

- Grenzen Sie Ihr Arbeitsfeld angemessen und für alle Beteiligten erkennbar ab.
- Holen Sie sich Unterstützung von Kolleginnen. Sprechen Sie über sich und Ihre Arbeit, tauschen Sie Erfahrungen und Ideen, versuchen Sie so oft als möglich gemeinsame Wege zu gehen.
  Ein kontinuierlicher Arbeitskreis „Praxisanleitung" ist unerläßlich. Wenn Sie die Möglichkeit haben, an einer Supervisionsgruppe teilzunehmen, nutzen Sie diese Chance als Hilfe zur Selbstreflexion und Entlastung.
- Machen Sie sich und Ihre Arbeit nicht zum Austragungsort lange gärender Konflikte anderer Leute. Die diffuse Position der Praxisanleiterin scheint sich leider dazu besonders anzubieten.
- Prüfen Sie immer wieder, ob das Problem, das Sie gerade beschäftigt, wirklich IHR Problem ist (Problembesitz) und Sie tatsächlich Einfluß auf die Lösung nehmen können.

Vielleicht kann Sie dieser bekannte Spruch von Friedrich Oetinger in Ihrer täglichen Arbeit begleiten:

Gott gebe mir
die Gelassenheit,
Dinge hinzunehmen,
die ich nicht ändern kann,
den Mut,
Dinge zu ändern,
die ich ändern kann,
und die Weisheit,
das eine vom anderen zu unterscheiden.

Literaturverzeichnis

Bachmair, S.; Faber, J. u. a.:
Beraten will gelernt sein. Ein praktisches Lehrbuch für Anfänger und Fortgeschrittene.
4. Auflage, München 1989

Bischoff, C.:
Theorie und Praxis – Konflikt in jeder Ausbildung?
In: *Pflege Pädagogik* 2 / 93: 8-15

Bloom, B. u. a. (Hrsg.):
Taxonomie von Lernzielen im kognitiven Bereich.
Weinheim, Basel 1972

Cohn, R. C.:
Von der Psychoanalyse zur themenzentrierten Interaktion.
10. Auflage, Stuttgart 1991

Deutscher Berufsverband für Krankenpflege e. V. (Hrsg.):
a) Hessisches Curriculum Krankenpflege. 1. und 2. Ausbildungsabschnitt, Auftragsarbeit des Hessischen Sozialministeriums.
Frankfurt 1990 / 91
b) Hessisches Curriculum Kinderkrankenpflege.
dito

Dielmann, G.:
Praktische Anleitung der Schülerinnen und Schüler im Spannungsfeld zwischen Schule und Spital: Zuständigkeit, Berufsbild der Lehrerinnen, Kooperation.
In: *Pflege Pädagogik* 2 / 93: 15-21

Fiechter, V.; Meier, M.:
Pflegeplanung. Eine Anleitung für die Praxis.
5. Auflage, Basel 1987

Gordon, T.:
Lehrer-Schüler-Konferenz. Wie man Konflikte in der Schule löst.
Reinbeck bei Hamburg 1986

Ingenkamp, K. (Hrsg.):
Die Fragwürdigkeit der Zensurengebung. Texte und Untersuchungsberichte.
7. Auflage, Weinheim, Basel 1977

Mager, R. F.:
a) Lernziele und Unterricht.
Weinheim, Basel 1983
b) Zielanalyse.
Weinheim, Basel 1973

Marsdorf, H.; Raps, W.:
Krankenpflegegesetz und Ausbildungs- und Prüfungsverordnung für die Berufe in der Krankenpflege. Kommentar.
Köln, Berlin, Bonn, München 1986

Meyer, H. L.:
Trainingsprogramm zur Lernzielanalyse.
11. Auflage, Königstein / Ts. 1984

Müggler, E.:
Klinischer Unterricht.
Basel 1986

Müller, U.:
Der Krankenpflegeprozeß. Methode der geplanten individuellen und ganzheitlichen Pflege. Leitfaden für das Krankenpflegepersonal.
Basel 1987

Nolting, H.-P.; Paulus, P.:
Psychologie lernen. Eine Einführung und Anleitung.
3. neubearb. und erw. Auflage, München 1990

Preiser, S.:
Zielorientiertes Handeln. Ein Trainingsprogramm zur Selbstkontrolle.
Heidelberg 1989

Rahmenvereinbarung über die Ausbildung und Prüfung von Altenpflegern und Altenpflegerinnen.
Beschluß der Arbeits- und Sozialministerkonferenz der Länder 1985

Rogers, C. R.:
Die Kraft des Guten. Ein Appell zur Selbstverwirklichung.
Frankfurt / Main 1992

Roper, N. et al.:
Die Elemente der Krankenpflege.
Basel 1987

Rüttinger, B.:
Konflikt und Konfliktlösen. Psychologie im Betrieb. Neues Lernen Studienbücher.
Bd. 5, Bratt-Institut für Neues Lernen 1980

Sielaff, R.:
Prüfungen und Notengebung in der Krankenpflegeausbildung.
In: *Pflege Pädagogik* 4 / 93: 22-27

Schulz von Thun, F.:
a) Miteinander Reden. Störungen und Klärungen. Allgemeine Psychologie der Kommunikation.
Bd. 1, Reinbeck bei Hamburg 1992
b) Miteinander Reden. Stile, Werte und Persönlichkeitsentwicklung. Differentielle Psychologie der Kommunikation.
Bd. 2, Reinbeck bei Hamburg 1992

Thews, G.; Mutschler, E.; Vaupel, P.:
Anatomie Physiologie Pathophysiologie des Menschen. Lehrbuch für Pharmazeuten und Biologen.
Stuttgart 1982

Vester, F.:
Denken, lernen, vergessen. Was geht in unserem Kopf vor, wie lernt das Gehirn, und wann läßt es uns im Stich?
18. Auflage, München 1991

Watzlawick, P.:
Anleitung zum Unglücklich Sein.
München 1988

Weinberger, S.:
Klientenzentrierte Gesprächsführung. Eine Lern- und Praxisanleitung für helfende Berufe.
4. Auflage, Weinheim, Basel 1990

Stichwortverzeichnis